AF295400

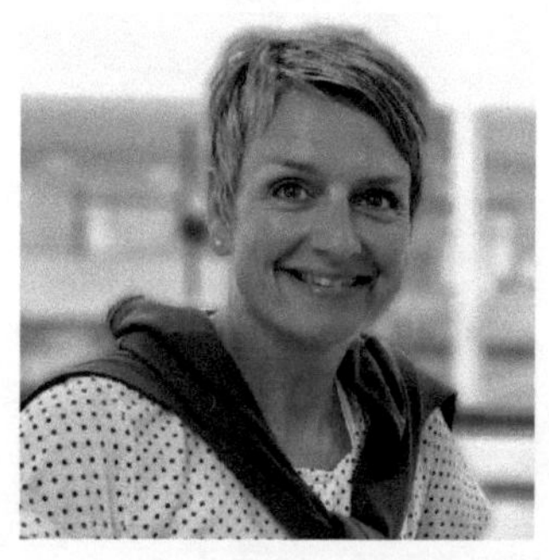

VICKY ANDERSEN, (f. 1969) sygeplejerske, psykoterapeut, forebyggelsesvejleder, hjemmepasser fra 1998-2007.

Vicky Andersen

Familieliv

Om den udliciterede omsorg for småbørn

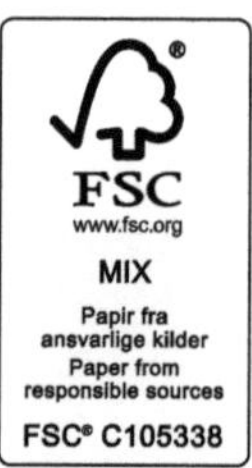

Forlag: BoD – Books on Demand, Hellerup, Denmark

Tryk: BoD – Books on Demand, Norderstedt, Tyskland

ISBN 978-87-4304-844-2

Indhold

Forord

Ikke alle mødre tiltales ved tanken om at "hjemmepasse", som det kaldes i dag. For mig føltes det derimod fuldstændig forkert, at skulle aflevere mit lille barn til andre. Den følelse tror jeg de fleste kan vedkende sig mange gange i løbet af barselsperioden. Desværre bliver følelsen hurtigt kontrolleret og herefter undertrykt. Det mest instinktive og naturlige ved moderskab bliver ikke taget alvorligt. For nogle er det moderen selv, som ikke har mod til at vedkende sig sit livs fornemste opgave. I få tilfælde er det faderen, der ikke synes, at det er en god ide, at mor er i hjemmet hos børnene, eller selv vælger at gå hjemme.

Men oftest er det faktisk omgivelsernes holdninger og samfundets store og hastige hamsterhjul, der har så meget magt, at moderen ikke engang når at overveje valget eller muligheden. Samtidig kan det kræve mod at gå imod strømmen, og mange tager det for givet, at familien ikke har råd til det. Til det kan jeg kun sige: *vi har ikke råd til at lade være.*

Jeg har aldrig haft ambitioner om status eller mange penge – men jeg havde sandelig ambitioner om at være der ubetinget for mine børn i deres første leveår. Jeg føler ikke behov for at skulle forsvare mit eget valg, men snarere sætte lys på, at langt flere kvinder i dag er fri til at gøre, hvad de vil – også når det er at gå hjemme og passe de børn, de selv har valgt at sætte i verden.

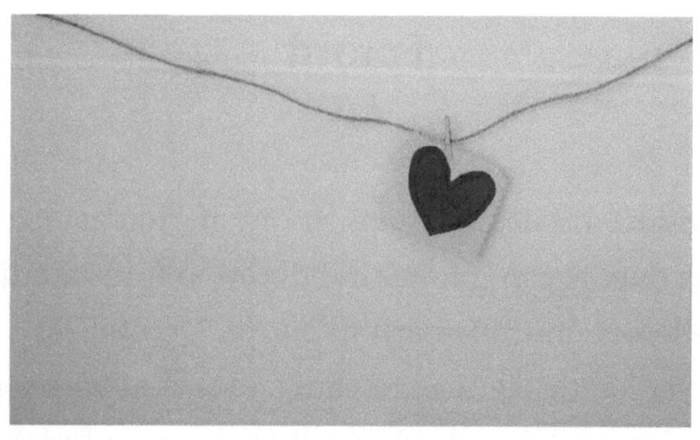

Hjertets fornuft

Da jeg blev mor for første gang i 1998 lå det ikke i kortene, at jeg skulle blive såkaldt *hjemmegående* de følgende næsten ni år sammen med vores to sønner. Jeg oplevede forholdsvis hurtigt at være en uddøende race i bybilledet. I sidste århundrede var det et ideal og et forbillede. Nu betragtes det af mange som musealt.

Når jeg alligevel vælger at dele og skrive om det aktive valg og dybtfølte ønske det faktisk var, så er det et bidrag til den brik i puslespillet, der samlet vil vise en bedre verden. En brik der står for bedre forhold for småbørnsfamilier. En brik af stærke og sunde familier som fundament for et velfungerende samfund. Et samfund hvor familieliv er et tilgængeligt og anerkendt valg for alle forældre.

Temaet vil for nogle opfattes som utidssvarende og uddebatteret. For nogle kvinder måske endda kønsdiskriminerende og ude af trit med ligestillingspolitikken. Men tanken og motivet er faktisk det modsatte. Og kan jeg blot inspirere en håndfuld mødre til at vælge at gå hjemme, mens børnene er helt små, har mit budskab båret frugt.

Udviklingen har efter min mening bragt os for langt fra den svundne tid, hvor mødrene gik hjemme. Mange kvinde- og samfundsforhold er desværre blevet så strømlinede og unaturlige i ordets egentlige forstand siden 70´erne, at det i min optik har haft nogle konsekvenser, som især børn og unge, og dermed os alle står i halsen til her i det 22. århundrede.

De kvindelige og moderlige værdier vil blive taget op til egen og måske læserens revision, og jeg vil både gennemgående og skematisk fokusere på alt det, der fascinerede mig ved at være hjemmegående. Der er allerede skrevet fantastiske bøger og utallige artikler om de nævnte emner, og den interesserede læser vil hurtigt opdage, at jeg løbende og i stor stil har ladet mig inspirere af dem. Dette fordi jeg siden 1998 har haft øje for emnet, hver gang det har krydset min vej, og nu har samlet en blanding af viden og holdninger til det.

Det er mit håb, at læseren vil opleve nogle befriende vinkler og indsigter, som kan åbne op for endnu bedre trivsel for både mor og barn, og dermed på den lange bane for mere naturlige og dermed sundere familieliv og samfund som helhed. De følgende budskaber omhandler de dele af moderskabet, som efter min mening og med Chris Mac Donalds formulering ikke er til forhandling. Vi kunne også kalde det *Circle of Life*. De er fremkaldt af nogle medmenneskelige indsigter, som jeg har sanset og opdaget på et primært intuitivt plan, og som jeg ønsker at belyse i form af en normkritisk debatbog baseret på en god portion erfaring og livserfaring.

Jeg har dybest set og i al beskedenhed noget på hjerte.

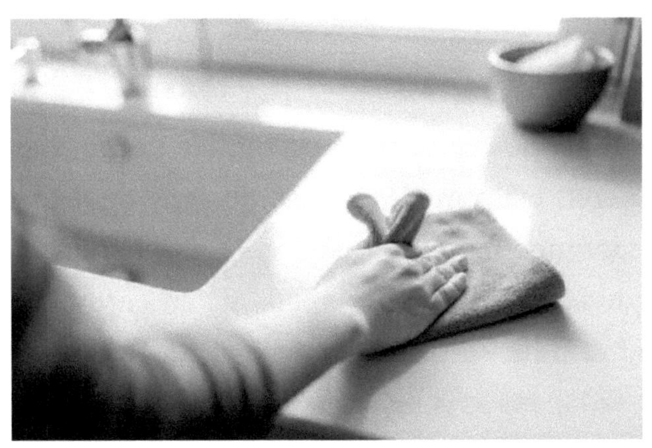

Kvinde kend dit værd

I 50´erne var det som bekendt mere normen end undtagelsen, at mødre *gik* hjemme. Ja, for det har aldrig heddet sig, at kvinderne *arbejdede* hjemme, hvilket de i den grad gjorde. Det er nærmest overflødigt at nævne, at al husholdning dengang blev gjort fra bunden med de bare næver – og oveni alt dette tog de sig af børnene. Mændene *forsørgede* og producerede – de tog sig af indkomsten - kvinderne *sørgede for* og reproducerede – de tog sig af børn og hjem. Det kunne aldrig falde mig ind at kalde dette for en en *skæv arbejdsfordeling.* Snarere en naturlig kønsrollemæssig arbejdsfordeling, som hvis vi er helt ærlige overfor os selv og hinanden, godt kan se, giver mening for de fleste.

Det er ikke min hensigt udelukkende at idyllisere de gamle dage, for der er bestemt også forhold, hverken mænd eller kvinder ønsker at leve med i dagens Danmark, men noget havde de fat i dengang: *man passede på hinanden*. Der var brug for alle, og man var der for hinanden med pligt og ret. De yngre passede på de ældre, som igen hjalp med at passe de små, og som lavede det arbejde, de kunne magte. Børnene var en del af forældrenes arbejdsliv og hverdag, hvis de fx boede på en gård. Alle havde en funktion og et tilhørsforhold. Man forventede ikke samfundets hjælp til hverdagens små og store problemer. Man gik til familie og naboer, før man henvendte sig hos de offentlige instanser, og grundlaget for denne selvhjulpne netværkskultur var de hjemmegående husmødre og deres varme hænder under eget tag. Også syge og gamle blev i vid udstrækning passet hjemme. Husmødrene havde nogle travle og udadvendte år, de betalte tilmed selv hele gildet, og sparede samfundet for en række udgifter imens.

I dag har vi outsourcet de fleste af disse funktioner til staten. Grundstrukturen og det fællesskab, der har bundet en familie sammen mellem generationerne, er ved at forsvinde, fordi børn og forældre i mindre grad deler hverdag. Og når børn og forældre er sammen i hjemmet i dag, befinder de sig en del af tiden i hver sin boble med digitale medier, fordi det er blevet muligt "at være sammen" med sine venner på afstand.

Men staten kan ikke give os *rødder*. Det er især i familien og generationerne imellem at børn og unge får rødder. Det er her de får kendskab til og viden om, hvor det hele kommer fra, samfundet, historien, kulturens rødder og traditionerne. De unge i dag kan meget vel mene, at de ikke har brug for at have kendskab til det fælles forgangne. At det er lige meget, hvor verden kommer fra, bare den virker og at der er internetadgang. Set i det lys er der vel ikke noget at sige til, at angst og depression råder blandt de unge. For uden fælles pejlemærker, hvad skal vi så egentlig snakke om? Hvad er der tilbage … mig, og hvordan jeg har det…?

Det at overdrage hjerteblod og værdier, viden og kultur fra generation til generation, som vi gjorde tidligere, er ikke det samme som at insistere på, at børnene fx absolut skal lytte til fars musik. Men for relativt få år siden, var det faktisk sådan, at når der blev sat Bob Dylan på anlægget i stuen, så hørte *hele* familien Bob Dylan. Og den værdi handlede jo selvsagt ikke alene om musikgenrer, eller om at det kun var de voksne der bestemte, men derimod om at de LP-samlinger der var i stuen, og som blev lyttet til i *fællesskab*, også indirekte viste børnene, hvem man *også* var som forældre. At far fx *ikke kun* er én der holder af at spille UNO eller vaske bil.

Meget af det vi som forældre gør i dag, både i arbejdstiden og i fritiden, er nemlig blevet usynligt for børnene. Når vi læser avisen på mobilen kan de ikke se, om vi surfer på FB eller læser om det franske valg. Når vi faktisk er sammen med vores børn, sender de digitale flader os ofte i forskellige retninger. Selv om vi også er blevet bedre til at stå på sidelinjen til en fodboldkamp. Samtidig er det også først når de er lagt i seng, at vi måske læser en roman på sofaen, eller selv er ude til en fritidsinteresse. De ser derfor ikke det, vi som *forældre* elsker at gøre. De oplever ikke, hvem vi *også* er. Og måske mest tankevækkende af alt, noterer børnene sig ikke, hvad de voksne er optaget af. Om vi fx engagerer os i andre mennesker, sætter egne behov til side for at hjælpe andre, og viser omsorg for én i familien, der er blevet syg. Det svækker værdifællesskabet i en familie, når sådanne normer og værdier bliver usynlige, fordi de foregår digitalt eller mens børnene er i institution. Vi deler i mindre grad hverdag med vores børn, og det svækker vores relationer i familien. Den mangel kan generne knapt opveje, i forhold til hvilken betydning det får for børnenes udvikling, selv om nogle professorer i sociologi vil påstå det modsatte.

I dag forventes alle kvinder og mænd i den arbejdsdygtige alder både at have et fuldtidsjob og betale høje skatter og afgifter på alt forbrug, således at de svage og de ældre kan tages hånd om, og børnene kan passes udenfor hjemmet…. *Velfærdsstaten* er siden reduceret til en overførselsstat med stadig færre ressourcer. Vi kan alle se og mærke, at menneskene vi har omkring os, vores børn og unge, og også de ældre på plejehjemmene, oftere mistrives og bliver ensomme.

Det er ikke ønskværdigt, at vi skal tilbage til 50´ernes kønsroller, men det er ønskværdigt, at forældre igen kunne opfatte dele af dem som vigtige og værdige for begge parter, frem for at den hos nogle kunne opfattes som distancerende. Det er jo netop vores forskelligheder kønnene imellem, der er med til at knytte os sammen, og er med til at danne grundlaget for den familie, et barn skal vokse op i. Og det har givet udfordringer for nutidens par og familier, at kvindens daværende funktioner ikke blev værdsat og anerkendt. Det må understreges, at faderen er lige så vigtig som moderen, dog med helt andre funktioner.

Mange mænd var dengang landmænd eller håndværkere, og dengang var madlavning også et håndværk. I skolen havde pigerne husgerning, i dag kendt som hjemkundskab, mens drengene havde sløjd. Jeg anfægter derved ikke fordelene ved, at det nu er begge køn, der har begge fag. Men det må ikke gøre os blinde for, at der ér, og altid vil være en fuldstændig fantastisk forskel på piger og drenge. Ja, pigerne hjælper fortsat meget mere til i hjemmet, end deres brødre gør. At undre sig over dette faktum svarer til at undre sig over vores iboende DNA-strukturer. Og at forsøge at ændre på det, er selvsagt lige så håbløst, som det er meningsløst.

Der ér biologiske forskelle på drenge og piger, som vi hverken skal eller kan kultivere eller socialisere os ud af. Vores livsprioriteringer og interesser harmonerer på forskellig vis, hvorimod måden vi kan *supplere* hinanden på, kan være tilsvarende uovertruffen. Et godt parforhold kræver således ofte den polaritet, der eksisterer mellem kønnene.

Der er undersøgelser fra skoler der tyder på, at drenge har en større *rumforståelse*, mens piger har en bedre *sprogforståelse*. Det kan have betydning for, hvordan de præsterer fagligt i folkeskolen. Hvis det også af dén grund forholder sig sådan, at drenge har et fagligt efterslæb, som grundlægges allerede inden skolestart, så ved vi, at der kan blive behov for støtte i form af specialklasser og -skoler, så den gruppe også lykkes med at fuldføre en uddannelse senere i livet.

Hvorfor er det nu blevet både interessant endsige problematisk? Fordi det er dyrt for samfundet? Fordi man stadig undres over kønnenes forskel? Begge dele åbenbart. Endda så meget at der i sommeren 2022 blev nedsat en ekspertgruppe med fokus på at mindske betydningen af køn.

Det lyder jo flot at vi i Danmark har lighed som grundværdi, fordi man tænker det som en form for retfærdighedssans bl.a. i uddannelsessystemet. Men det er nærliggende at mene, at balancen mellem det praktiske og det boglige med fordel kan revideres, og så er vi efter min mening igen tilbage ved den uomtvistelige og fantastiske forskel på kønnene. Den kløft mellem kønnene må vi ikke udligne men snarere ophøje – også med blik for, at drengene igen kan indhente det velkendte efterslæb, når de er nået videre gennem uddannelsessystemet.

Det skal for en god ordens skyld nævnes, at det angiveligt ikke er feminiseringen af læringsmiljøerne, men den pædagogiske tilgang, der er til ugunst for drengene, som det er lige nu. Samtidig fristes man også til at anskue deres lavere karakterer fra et positivt synspunkt, når vi ved, at det også skyldes, at de er mindre skoleorienterede, og derved generelt forbereder sig mindre end pigerne, som omvendt har bevæget sig helt over i den modsatte grøft af lutter 12-taller. Det er selvsagt heller ikke ønskværdigt at skubbe drengene med i *den* retning.

Da industrien skreg på arbejdskraft i 60´erne bød især bymødrene som noget helt nyt ind på de ledige jobs. Havde de skolebørn, var det oftest deltidsjobs. De fik hurtigt succes men også stress af at komme ud på arbejdsmarkedet. Det var ikke bare industrien, men også familierne, der skreg på nye velfærdsgoder, og nu begyndte "omsorgssektoren" at vokse. Det gjorde kvindernes men også mændenes stressniveau sjovt nok også. Omsorgen for de helt små børn blev i stigende grad udliciteret. Der blev ikke sat spørgsmålstegn ved institutionaliseringen, og man bildte hinanden ind, at det var de professionelle, der vidste bedst. Vi kommer ikke udenom, at kvindernes indtog på arbejdsmarkedet er gået ud over omsorgsarbejdet. Det var absolut heller ikke i børnenes interesse, at "omsorgen gik på arbejde".

I det næste årti, i de for rødstrømperne (må man stadig kalde dem det?) meget afgørende 70´ere, blev husmorhistorierne vel egentlig afviklet. Denne svært betydningsfulde omvæltning skete på bare tre årtier – og i takt med dette steg antallet af skilsmisser omvendt proportionalt.

Jeg har i den senere tid undret mig mere og mere over mit eget køns tilgang til ligestilling dengang og nu. Det skal på ingen måde opfattes som manglende respekt for kvindernes kampe, succeser og visioner om frigørelse gennem tiderne. Tværtimod. Jeg er dem langt hen af vejen evigt taknemmelig. Set i bakspejlet og i helikopterperspektiv, men faktisk også til dags dato, tænker jeg dog indimellem på, at deres kurs både var forståelig men også fejlslagen. Forståelig fordi det var den eneste retning, de kunne navigere imod, men fejlslagen fordi det ikke var deres *egen* retning, men tilnærmelsesvis *mændenes.* De blev selv forgængere for en slags maskulinisering af hele samfundet. Kvinderne bevægede sig ind i den maskuline sfære – men ikke omvendt. Ja, det gav kvinderne flere rettigheder globalt, men forpligtelsen til ikke-markedsrelateret arbejde løftes nu hverken af kvinder eller mænd, og dermed har vi mistet en meget pålidelig kilde til omsorg i samfundet. Så i dag står kvinderne ofte ved en skillevej til *lønnet arbejde eller børn,* og det betyder, at vi er tvingende nødsagede til at finde ud af at sætte pris på omsorgsarbejde.

I kampen for ligestilling har vi kvinder taget så meget afstand fra den traditionelle kvinderolle og de *kvindelige værdier,* at de meget vigtige og samfundsnødvendige værdier, kvinden altid har repræsenteret, et langt stykke hen ad vejen er gået tabt. Respekten for kvindens omsorg for børn og familie er gået tabt. I vores higen efter ligestilling har vi søgt at finde respekt for os selv i mandens rolle. Vi er trådt ind på mandens arena for at udføre det samme arbejde som ham og adoptere de *mandlige værdier* om produktion og karriere. Det var og er efter min mening en misforstået tilgang til ligestilling.

Siden denne kamp tog sin begyndelse har ingen som nævnt rigtig overtaget ansvaret og omsorgen for, at alle har det godt – børn, ægtefælle, forældre og venner – limen i familierne er væk, og resultatet er blevet, at vi lever i et efterhånden moderløst, kynisk og selvcentreret samfund. Det er mere end ærgerligt, at ligestilling i Danmark stadig handler om, at kvinder skal følge og opnå at være på højde med maskuline værdier. Og alt tyder med et skælmsk hjertesuk fortsat på, at kvinderne sørgeligvis ikke har tænkt sig at læne sig veltilfredse tilbage, før mændene *også* bliver i stand til at føde børn (læs: uendeligt længe)

Det var en forståelig reaktion, den gang der var behov for at vinde mandens faglige respekt, men den er ikke særlig nyskabende eller bæredygtig i længden. Har vi kvinder ikke vundet så meget faglig respekt, og er vi ikke blevet store nok til, at vi kan skabe eller rettere genfinde vores *egen rolle* nu? Det har vi selv, vores børn og vores samfund i hvert fald et stort behov for at vi gør. Der er behov for, at de meget vigtige omsorgsopgaver, kvinden traditionelt har løst og ofte stadig løser i hjemmet, nyder den respekt de fortjener. Også fra kvinderne selv. Ved at underkende den værdi, vores indsats i hjemmet har for samfundets sammenhængskraft, nedgør vi jo os selv. Det skal vi alle holde op med. Der er noget i vores grundsyn på os selv, som kalder på et opgør. Vi er ikke skrøbelige glasfigurer, der særligt skal vogtes over.

Vores indsats i hjemmet skaber veltilpassede mennesker i trivsel, som kan bidrage positivt til vores samfund. Det er en fantastisk vigtig opgave vi løser. Og den kan ikke løses med venstre hånd og uden at tilbringe tid sammen med familien og ikke mindst sammen med børnene.

Kvinderne har villet og vil på nogle områder stadig indtage mændenes banehalvdel, og mændene kan samtidig ikke længere få lov til at være de mænd, som vi rent faktisk efterlyser og forelsker os i. Dem der også kan give os modspil og grænsesætning. Vi oplever nu mænd, også i psykoterapeutisk praksis, der kæmper med at finde deres "overkørte" plads og nye position, hvilket igen får indflydelse på den anerkendelse og respekt, *de* naturligvis *også* fortjener.

I kvindernes forståelige iver efter at skabe de samme rettigheder som mændene, kom de ubevidst til at give køb på det allermest dyrebare ved dem selv som kvinder. Den pris har været og er stadig uvurderlig høj, men ikke uoprettelig. Kvinderne stod meget vel fast og frem på den måde Gud havde skabt dem, men de efterlod i mine øjne ikke bare deres BH'er, men også respekten for alle de kvindelige værdier, som er så afgørende for samfundets trivsel generelt.

Kvinder har til dato vundet det meste af det, de har kæmpet for – stemmeret, kvindefrigørelse, uddannelse og arbejde uden for hjemmet. Faktisk har vi sejret stort. Vi har vist, at vi næsten kan det hele, ligesom mændene – og lidt til. Men vi har tabt noget af os selv, børnene, ægteskabet og familierne i processen. Og derfor er der mere end nogensinde behov for, at vi alle, kvinder som mænd, genfinder vores naturlige balance og nytænker vores roller.

Vi har i min optik fået skabt en ubalance i vores rolle og identitet. Og vi er endt med at blive usikre i vores selvforståelse og selvbillede. Vi har siden 70'erne befundet os på et vildspor og har fået nogle helt unaturlige værdier i livet, som gør familier syge.

Hvor blev glæden og stoltheden af over, at vores køn kan reproducere, være gravide og er eksperter i yngelpleje? Plejen og omsorgen for det, der engang bliver vores fremtid! Ja, der er rystende nok steder i verden, som stadig behandler kvinder værre end i stenalderen, men her i Danmark kunne vi godt skrue lidt op for knapperne, både i os selv, i familierne især og i høj grad på samfundsplan. De knapper der har med anerkendelse og respekt at gøre. Og på de knapper der har med værdierne som kvinde at gøre – også af værdien som hjemmearbejdende. Det arbejde man leverer som hjemmegående, har lige så stor værdi, som det udearbejde faderen har. Temmelig usynligt initialt, ringe målbart, som det jo er med de bløde værdier, og heller ikke det mest vellønnede. Ikke desto mindre af helt afgørende betydning.

Det er til at græde over, at ligestillingskampen er blevet så afstumpet, unuanceret og kynisk, at moderskabet og forældreskabet omtales som et biologisk pligtarbejde, man i virkeligheden er for kompetent, for klog, for moderne og for ligestillet til at udføre.

Hvorfor kæmpe for at overtage mændenes arena, i stedet for at ophøje vores egen? Vi har altid udfyldt og haft brug for hinanden. Han er Yang, og hun er Yin. Det er også sådan det var ment fra naturens side, og at kæmpe mod biologien giver sjældent pote. Kvinders omsorgsrolle ér og bliver ridset dybt ind i vores biologi. Det er et urinstinkt. Der *er* forskel på mænd og kvinder. Hurra! Det har der altid været, og det vil der blive ved med at være. *Vi skal bare blive bevidste om det igen.*

Den bevidsthed er der bare fortsat alt for lidt fokus på i samfundet lige nu, og mange kvinder kæmper fortsat, som om de havde bind for øjnene. For nylig gik det op for mig, at der nu er udviklet en app, der tildeler point til familiemedlemmerne efter, hvilke opgaver de hjælper til med i hjemmet. Og nej, jeg kan i skrivende stund ikke gengive, om det at skifte vinterdæk på bilen, lappe hullet på taget eller grave komposten op også fremgik af pointsystemet...?

Lad nu være med at *ligestille* den samlede husholdning og den betingede noget-for-noget-indstilling, som for mig er usympatisk og ukærlig. Begynd i stedet at sætte mere pris på hinanden. Det er dybest set ikke så afgørende, hvem der gør hvad, for alle opgaver er værdifulde i sig selv, for at en familie og en husholdning kan hænge sammen til gavn og glæde for alle. Men for familien som helhed er det afgørende, at forældrene er *enige* om fordelingen, og på den måde kan holde fri i fællesskab.

Hvorfor glemmer vi til stadighed, at personen *på gulvet* har samme overordnede værdi som personen *i toppen*? Vil vi ikke alle gerne undgå infektion i forbindelse med en operation. Vil vi ikke alle gerne åbne døren til et hotelværelse, der er pinligt rent. Vil vi ikke gerne have nyasfalterede motorveje og kloak-assistance *når lokummet brænder*. Hvem har andel i alt dét? Og hvorfor har vi endnu ikke hørt parolen: *Flere kvinder i asfaltindustrien, tak!* Eller *flere kvinder til militæret, tak!* Nej vel, hånden på hjertet, det kan vel *heller* ikke undre. For når kvinder forlanger lighed, gælder det tilsyneladende ikke inden for de fysisk hårde og farlige jobs, der hovedsageligt er bestridt af mænd.

Og undre skal det på samme måde heller ikke, at der fortsat er flere mænd end kvinder i topposter, lederstillinger, bestyrelser o.l. Samfundsværdien af disse poster er jo ikke i sig selv mere værd, end det ansvar en hjemmegående mor tager på sig. Igen skal det understreges, at kvinder gør det godt i toppen, og at tilsvarende mange mænd gør det godt i hjemmet. Det er ikke den drejning, der er hensigten med mine tanker. Men at omsorgssektoren fortsat er kvindedomineret, kan da ikke overraske nogen. I stedet for at lege Sisyfos med det faktum, skulle vi da snarere opløfte det, og arbejde henimod at gøre det endnu mere dominerende i fremtiden. Til *alles* fordel, vel at mærke. Og ikke mindst med sigte på ikke at udnytte kvinders omsorgsgen ved at underbetale dem.

Når bortset fra lige løn for lige arbejde, og det at kvinder selvsagt skal have lige muligheder, så er det at behandle kvinder og mænd ens vel det samme, som at opdrage sine børn ens. Det er i virkeligheden en slags misforstået omsorg. Ingen børn er ens – det er mænd og kvinder heller ikke – og det er ikke det, der må blive målet. For ligeværdighed ligger ikke i forskelsløshed. Ligeværdighed ligger i hver sin forskellighed, og det var efter min mening hér at 70'erne fejlede. Vi har længe set skræmmende eksempler på, hvor galt det kan gå, hvis vi udelukkende arbejder hen i mod at deles mere ligeligt om opgaverne ude såvel som hjemme. Vi vil først opnå en bedre sammenhæng i det ene liv, vi hver især lever, når vi begynder at tale hinandens forskelligheder og kompetencer op.

I sin tid kom det langt hen ad vejen til at handle om valget mellem "køkken eller karriere". Det var faktisk også titlen på en bog skrevet i 2003, som bl.a. tilskynder kvinder til at vælge mænd, der er mindre ambitiøse end dem selv, så mændene kan passe hjemmefronten, mens kvinderne gør karriere. Forfatteren, daværende journalist Lone Ryg Olsen, mente, at kvinderne selv var den største hæmsko for ligestilling og kvindernes vej til topposter. Men så robotvis enkel er verden og kærligheden ikke. Og tænk, at hun ydermere mente, at kvinderne skulle lære at elske daginstitutionerne, og at børn ikke tager skade af at være mange timer i børnehaven. Det er jo netop gamle holdninger som disse, der har været stærkt medvirkende til et mere og mere sygt samfund, som vores børn mistrives i.

Det er ovenikøbet himmelråbende, hvis forfatteren dengang klappede sig selv på skuldrene hver aften og sagde: Jeg har en topstilling, og det er godt for mine børn. Så har vi da i den grad bekvemt forvekslet mors og barns behov. Barnet vil til hver en tid være bedøvende ligeglad med, om moderen får dagens forsidehistorie. Barnet vil med statsgaranti hellere i parken og fodre ænder, eller have en kammerat tidligt med hjem fra børnehaven.

Så er du en ambitiøs kvinde, der hellere vil vinde Nobel-prisen, end at bage en kage til klassens time, så vil et barn nok føles som en møllesten om halsen på dig. Med mindre du ikke er den primære omsorgsperson. Men hvordan kan man egentlig sætte børn i verden og samtidig aktivt fravælge at drage omsorg for dem? Tror vi snarere fejlagtigt, at vi bare kan lade tyren passe kalven, svarende til at udstyre faderen med en sutteflaske?

Jeg vil uomtvisteligt blive mødt med opfattelser af, at jeg skyder skarpe skud mod mit eget køn og nybagte mødre, og at jeg ikke bidrager til kampen for ligestilling. Jeg bidrager dog på en for mig mere *naturlig* måde ved omvendt at højne og flytte fokus tilbage på kvinders *naturlige værd*. Der er et verdensomspændende behov for at genfinde respekten og anerkendelsen af alle de ting, medfødte som erhvervede, kvinder er gode til. Og vigtigst med dette fokus er nok dybest set, at denne øvelse ikke alene praktiseres af kvinderne selv, men på lige fod af *mændene* og af *samfundet som helhed*. Det er tid til at vende blikket, uden at vende tilbage til kødgryderne. Ikke til den tid, hvor kvinderne var lænket til moderskab, ægteskab, klædeskab, kosteskab og køkkenskab. Men tid til at vende blikket mod og anerkende de kompetencer, som en mor besidder, og som hun skal have mulighed for at vælge at dedikere få år af et langt liv på. Mere om det senere.

Sydlandske kulturer har tidligere fået flere børn end de skandinaviske. Nu er fødselsraten også hér faldet gennem de senere år, fordi kvinderne mere eller mindre selvvalgt følger de skræmmende strømninger. Jeg vil vove den påstand, at vi forældre bliver en anelse manipuleret af systemet. Vi får skudt i skoene, at vores børn har behov for at komme i institution. At det er synd for dem, hvis de fratages denne mulighed og *blot* skal gå hjemme hos mor. Undskyld mig. Siden hvornår har det vist sig, at det er bedre at anbringe sit barn i rammer af *survival of the fittest,* og med mangel på tilstrækkelig voksenkontakt og valide rollemodeller?

Vi må være sammen om at få vigtigheden og værdigheden tilbage i funktionen som hjemmepasser. Vi kvinder og mødre har en enormt vigtig rolle i vores samfund – vi skal bare lære at bruge den igen og være stolte af den imens.

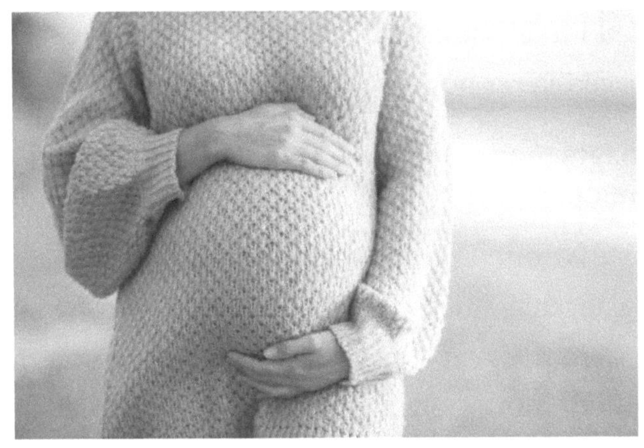

At sætte børn i verden

At sætte børn i verden er noget særligt. Tag det alvorligt, værdsæt det, ophøj det, tag ejerskab og ansvar for det, og igen: anerkend og respekter det – om end blot inde i dit eget moderhjerte.

Det er lige så naturligt, som det er overvældende at blive mor. Det sætter nyt lys på identitetsfølelsen. Det kan for nogle endda være prestigefyldt at kunne sætte den label på sig selv, og det kan fordre, at man kommer til at redefinere sig selv som kvinde. Man får et helt nyt syn på sig selv, og for nogle bliver det helt afgørende at kunne spejle sig i andres måde at være mor på. Sidstnævnte gælder oftest mødre, der har et lavt selvværd, eller et bagland de ikke føler sig forstået eller støttet af. Samtidig er det fuldstændig almindeligt, og ofte meget udviklende, at man også på dette sted i livet sammenligner sig med andre i samme situation, og derved lærer noget om sig selv.

Mange nybagte mødre vil nikke genkendende til følelsen af *komplet lykke*. Lykken er ... at være Den Nybagte Mor og et mælkespændt instinkt-bundt. En lykke der er svær at argumentere imod. Også når den indebærer, at vi mister kontrollen, mister forfængeligheden, mister os selv og bare giver os hen til en 3475 gram tung kødklump og vores uklædelige svedpletter på trøjen. For det er dét, der er hele *meningen*: den totale overgivelse til en drift, der er større end alle hidtil kendte drifter. En drift der rangerer alt andet i verden til overfladiske ligegyldigheder. Den nybagte mor træder ind i en anden dimension, og døren går i baglås efter hende. Hun er helt væk i redebygning og yngelpleje. Helt væk - og oftest totalt tilfreds. Naturligvis.

Det kan på selv samme tid være svært og skrøbeligt, ensomt og hårdt til tider, at være nybagt mor på barsel. Men det er også hyggeligt og glædeligt, lykkeligt og uigenkaldeligt, når man tager vare på et lille barn. Og den heldige, privilegerede mor vil dagligt kunne dele disse erfaringer med faderen.

Det er videnskabeligt bevist, at det tager et år for en kvindes krop og sind at restituere sig efter en fødsel. Et år. Barslen er i sagens natur barnets og overvejende moderens, fordi det er dem, der har brug for den.

Kigger man lidt tilbage på barselshistorien, tog den sin begyndelse i Schweiz, hvor man i 1877 begyndte at nægte kvinder at arbejde to uger før til seks uger efter fødslen – uden dog at kompensere dem økonomisk. Danmark fulgte efter i 1901 som en del af arbejdsbeskyttelsesloven, den såkaldte Fabrikslov, som indførte en ubetalt barselshvile, der forbød kvinder i håndværks- eller fabriksarbejde at komme på arbejde de første fire uger efter fødslen. Fattighjælp kunne dog søges efter "trang og skøn".

Målet med de første barselssystemer var at sikre børn og mødres overlevelseschancer, men efter Anden Verdenskrig begyndte argumenterne at ændre sig. Nu handlede det ikke længere bare om sundhed, men om kvinders muligheder på arbejdsmarkedet og ligestilling.

I 1955 introducerede Sverige som det første land tre måneders betalt barsel for alle mødre, så kvinderne kunne fastholde et arbejds- og familieliv, og i årene efter fulgte Danmark det svenske eksempel med en række løbende ændringer. Siden da er barselsperioderne forlænget og vilkårene forbedret. I dag har langt de fleste vestlige lande en barsel på minimum fjorten uger med en lønkompensation på to tredjedele af lønnen eller mere.

Danske kvinder har heldigvis været glade for at være på barsel. De har hidtil taget en ganske stor del af de 52 uger, som forældrene samlet set har kunnet afholde. Den såkaldte ligestilling, og den evindelige og trættende debat om kønsroller, er endt med at være en gang makværk, som tilsyneladende kun har én taber, og det er barnet. Vi negligerer barnets behov for nærhed og tryghed for at forsøge at sidestille kønnene, altså for de voksnes skyld. Hånden på hjertet: er det virkelig en sejr for ligestillingskampen, at der pr. 2. august 2022 som følge af et EU-direktiv er øremærket barsel til mænd på 11 uger? Er fædrene parate til den opgave? Og har de overhovedet lyst til at få den? Kunne vi ikke have ladet forældrene bestemme selv? Eller endnu bedre, kunne mændenes barsel ikke ligge på et senere tidspunkt i barnets opvækst, hvor der er langt højere chancer for et win-win-scenarie, og hvor den omsorgsorienterede maskulinitet kan udfolde sig til langt større gavn for de involverede?

I sagens natur ville det for de fleste være langt mere attraktivt, også for familien som helhed, at fædrenes barsel blev planlagt i den del af børnenes opvækst, hvor de kunne være sammen med børnene om udviklende leg og lærerige aktiviteter, frem for sutteflaske og bleskift. Det er jo netop hér, at mændene har nogle kompetencer, der langt overstiger kvindernes.

Hvad tænker fædrene mon om øremærket barsel til dem? Og tør de sige det højt? Nogle vil måske ikke engang have mod til at tale med deres partner om, at de slet ikke ønsker barslen. Jeg kunne sagtens se scenarier for mig, hvor manden gør det i et forsøg på at leve op til endnu én af især kvindens mange forventninger til ham, men lad det ligge som en formodning "for egen regning".

Debatten om mænd og barsel har desværre kredset mere om tvang end om trang. Samtidig har mange fædre ytret glæde ved at kunne stoppe op og få mulighed for at opleve en dybere mening med livet, som de ikke har kunnet finde i karrieren. Vi ser en udvikling i dag, hvor mændene ikke længere mister hele deres maskulinitet, hvis de viser omsorg og nærmer sig forældrelivet og det relationelle. Men så er vi vist også nået til grænsen for, hvad man kan presse den maskuline natur til. Udviklingen fordrer derfor også, at der er tilbud om støtte og særligt aktiviteter og fællesskaber, der specifikt retter sig til barselsfædrene.

Kunne man forestille sig en ligestillingskamp så beåndet, at den langt om længe og sviende tiltrængt begyndte at italesætte livet, moderskabet og forældreskabet omgærdet af kærlighed og taknemlighed over de børn man fik? Hvem kæmper i modsat fald børnenes kamp? Er det dybest set ikke for deres skyld, at vi holder barsel og måske oven i købet tilvælger nogle år som hjemmepasser?

Den øremærkede barsel til mænd pr. 1. juli 2022 er et politisk tiltag, der har gjort det endnu sværere og forvirrende at finde sig til rette med rollen som mor, og med det at være familie som helhed. Hvad blev der af mor og fars frie valg? Og kan det virkelig passe, at vi alle ville have fået en bedre start på livet, hvis blot vi havde haft lidt mindre tid sammen med vores mor?

Når den sunde fornuft som bekendt sjældent får lov at stå alene, viser også studier af de socioøkonomiske konsekvenser af at afholde barsel på minimum seks måneder, at mødrenes helbred forbedres markant både fysisk og mentalt. De er mindre stressede, har færre depressioner og bedre fysisk formåen. Desuden er det påvist, at jo længere barsel, jo flere sundhedsfordele målt på BMI, blodtryk, smerter og psykiske problemer på lang sigt.

For børnenes vedkommende er der sjovt nok også påvist både kort- og langsigtede gevinster: Højere fødselsvægt, lavere børnedødelighed og færre indlagte spædbørn hhv. mindre risiko for overvægt, færre med høreproblemer og med ADHD-diagnoser. Dertil hører at ikke mindst ammeperioden også forbedrer barnets sundhed markant. Undersøgelsesresultater på barsler i mere end seks måneder ser udelukkende på børnenes uddannelsesniveau senere i livet, hvilket kan være interessant for samfundsøkonomien, og de der udelukkende har fokus på de målbare værdier. De er selvsagt ganske uinteressante for de, der kender til og prioriterer vigtigheden af mental sundhed og trivsel hen over generationerne.

Efter ni måneders graviditet er det ikke unaturligt at mor og barn har en helt særlig og betydningsfuld tilknytning allerede før fødslen. Det er der skrevet masser af litteratur om. Vi har også længe vidst, hvor vigtig tilknytning til trygge voksne er for børns udvikling. Den udvikling der skaber forudsætningerne for børnenes evne til at gå i skole. Her menes ikke den faglige udvikling, men forudsætningerne for, at vores børn overhovedet kan trives i en skolerammerne, danne sunde relationer til andre børn, og at de kan lade sig guide af voksne. Den voksne skal være piloten i barnets liv. Små børn lærer at forstå verden gennem de voksne.

Intet har så afgørende betydning for børns udvikling og trivsel som den følelsesmæssige tilknytning til de voksne omkring dem. Meget tyder til gengæld på, at børn, unge og voksne i dag har fået alvorlige tilknytningsproblemer. Den nyeste forskning viser, at der er en sammenhæng mellem utryg tilknytning og flere diagnoser. Den viser endnu mindre overraskende, at børn med tryg tilknytning er mere resiliente i forhold til at udvikle diagnoser.

Hvornår indser vi, at ikke bare kvinder og mødre men alle borgere, har været medskabende til en virkelighedsnær diagnose: Samfunditis? Vi gambler med børnene og deres trivsel som aldrig før. Med deres psykiske helbred, deres indlæringsevne og deres evne til at indgå i relationer med andre mennesker. Også på sigt i de helt nære relationer, som sunde parforhold er.

At karriere betyder noget for rigtig mange kvinder i dag, er ikke problematisk i sig selv. Det er i virkeligheden mere problematisk at mange ikke vil, kan eller tør sætte den på stand by i en kortere eller længere periode til fordel for familielivet. Mange kvinder har gennem årene følt sig stærke nok til at mene og også praktisere, at det ene ikke udelukker det andet. Ser vi på prisen for dette valg, og det skråplan det har medført, er det åbenlyst, at det svarer til både at puste og have mel i munden. Omkostningerne virker fortsat uoverskuelige. Både fra eget perspektiv men også fra kulturen savnes der anerkendelse af den nybagte mors og det nyfødte barns sårbarhed og træthed – og behov for ro og omsorg. Så nej, vi behøver ikke "holde fanen højt" og deltage i livets festligheder på niveau med alle andre, som vi kunne, før vi blev forældre.

At sætte børn i verden er selvsagt ikke lig med at påtage sig en altopofrende rolle, men det er en rolle, der forandrer forældrene for altid. Ofte går hverken graviditet, fødsel eller barsel som man havde forestillet sig, og ægteskabet kommer på prøve på flere områder. Det er et sted i livet, hvor alt naturligt ændrer sig - vi rammes nemlig på et dybt eksistentielt plan, med de temaer der er forbundet hermed, og vi rammes lige så naturligt på et personligt plan, hvor egne behov for en tid må tilsidesættes. Det vokser både mor og barn af.

Naturligvis skal moderen ikke lære at give afkald på *alt* muligt andet, men på *noget.* Også på socialitet og natteliv. Man kan ikke undgå af og til at føle sig afskåret fra livet, men det er blot følelser, der ikke i sig selv hverken er farlige eller forkerte. Det at opdrage et barn kræver indirekte opdragelse af sig selv, i forhold til spontane lystdrevne udflugter, ungdommelig selvfokusering og akut behovstilfredsstillelse, som i almindelig forståelse ofte nødvendigvis må sættes til side.

Usikkerhed og længsel efter at kunne mærke samhørighed med barnet og andre nybagte mødre er lige så naturlig en del af rollen. Nogle mødre oplever endda, at mange tanker og følelser omkring graviditet, fødsel og barsel fortsat er tabubelagte, og man kan selv have alt for høje krav og forventninger til, hvordan man skal føle på bestemte tidspunkter i forløbet. Det kan for især helt unge mødre komme til at betyde, at de indimellem føler sig skamfulde og forkerte og får mindreværdskomplekser. Indtil de får talt om det, og på den måde delt den nye sårbarhed og tankerne med ligestillede. Ingen mødre har alt i sig fra starten. Det er en læring at blive mor.

Tilvalg af børn er lig med fravalg af egne interesser og behov i en periode. Ja, det er kvinden der lægger krop og i nogle tilfælde også karriere til. Men personligt ville jeg ikke bytte for noget i verden. Jeg ville være hjemme og tæt på mine børn. Det var helt igennem mit/vores eget ønske og behov. Det var da mig, der skulle se dem tage deres første sejrrige skridt med begge arme i vejret og et smil, der flækkede helt op til ørerne!

Vi bliver nødt til hele vejen rundt at støtte endnu flere mødre til at sætte sig selv til side i de år, de sætter børn i verden, så de kan medvirke til, at familien og samfundet ikke falder endnu mere fra hinanden. Så enkelt er det. Lyder det uspiseligt, eller er hamster-hjulet bare det helt rette, skulle man nok have have overvejet et alternativ til at få børn. Ikke en hund. Snarere en kanariefugl.

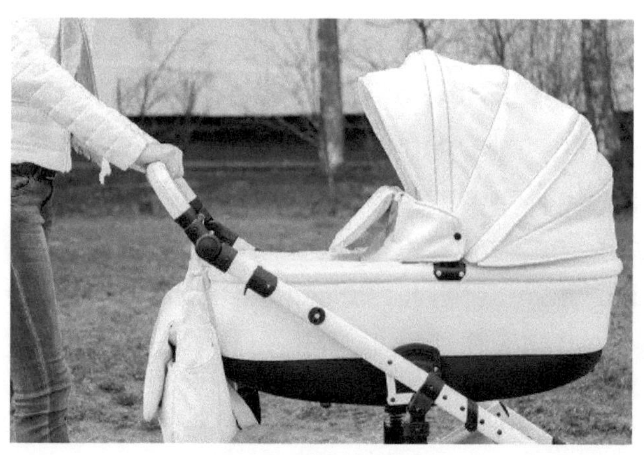

Hjemmepasser – hvorfor og hvordan

Alle forældre vil jo faktisk deres børn det bedste. Det er bare ikke altid, at mål og handling kommer til at stemme overens. Måske fordi usikkerhed, dårlig samvittighed, manglende selvtillid, stress osv. overhaler de gode intentioner. Og også fordi familielivet endnu ikke er en fuldt ud tilgængelig og anerkendt mulighed for alle forældre i Danmark.

Både før og nu er *"mere tid med mine forældre"* på top ti over børns ønsker. De ønsker at "føle sig elsket og føle sig hørt i hjemmet". Halvdelen af alle de børn der er blevet spurgt svarer, at det er *"vigtigt at min familie er god til at tale med mig, også hvis jeg er ked af det."* Undersøgelser der for mig implicit bekræfter, at det er overflødigt at forske i, hvad de helt små førsproglige børn måtte ønske sig.

Allerede inden jeg selv fik børn, skrev Alberte sangen om verdens klogeste dreng, som handlede om drengens insisterende ønske om, at hans mor ville lægge sin avis. I dag er det selvsagt mobilen, der alt for ofte står i vejen for øjenkontakt, opmærksomhed og nærvær med de helt små, men faktisk også de større børn. Både mor og barn går glip af uvurderlige oplevelser hhv. sund udvikling på den konto. Tilknytningen, de sociale kompetencer og medmenneskeligheden lider. Sognepræst Marie Høgh har i en artikel skrevet om begravelsessamtaler med voksne børn, der har mistet deres mor eller far. Uanset hvor meget hun kan vriste ud af dem om den afdøde, går én ting stort set altid igen: taknemligheden over, at mor eller far gav dem deres tid.

Mange giver umiddelbart udtryk for bekymring omkring barnets *sociale udvikling*, når det passes i hjemmet. Her skal man dog både have familiens størrelse for øje, kvaliteten af relationerne, relations mønsteret i familien, som barnet identificerer sig med, og også muligheden for social omgang med fx mødregruppens børn, tilgang til en legestue og til andre børn på vejen, som også passes hjemme. Sidstnævnte når der vel at mærke bliver flere hjemmepassere med tiden igen. Flere og flere fravælger heldigvis daginstitutionerne i dag, for at blive hjemmepassere. Det er der selvfølgelig forskellige årsager til. Jeg er fuldstændig overbevist om, at de bedste betingelser for barnets samlede udvikling under normale omstændigheder skabes i barnets hjem. Jeg er samtidig bekymret over nedslidte institutioner betjent af udbrændte pædagoger og et uvist antal løse vikarer. Under alle omstændigheder er det dog givet, at børn først lærer at omgås voksne og derefter andre børn. Deres indbyrdes relationer med andre børn senere i livet, vil være præget af erfaringerne i den familie, de vokser op i.

Færre tænker på den emotionelle understimulering man derimod kan møde hos institutionsbørn, og som lægger sig tæt op af den moderdeprivation man især kan opleve hos adoptionsbørn, men selvsagt også i de hjem, hvor moderen ikke har evne til at møde barnet på en socialt engageret måde. Jeg kan intuitivt være lidt tvivlende overfor graden af sundheds værdi i en institution. Radaren for institutionsbørn er som bekendt temmelig lav med en nærmest konstant men "fremmed" overvågning, hvorimod de børn der passes hjemme, snarere vil vokse op med en blanding af ene leg og leg/aktivitet/samvær med moderen hhv. med den primære omsorgsperson. Opgjort på fordele og ulemper ved den ene pasningsform frem for den anden kan det fastslås, at børn udvikler sig gennem leg, og indtil 2-års-alderen er legen primært karakteriseret ved ene leg.

Der vokser ømhed og omsorg, kærlighed og forbundethed ud på dagene, hvor man ikke skal meget andet end at kære sig om det lille liv, tale til de små undrende øjne, høre den lilles gråd og bare se, at underet trækker vejret. Der er utallige smukke oplevelser (når man vender blikket væk fra sin mobil). Og man skal også meget andet: man er faktisk i gang hele tiden. Og det uden at man behøver betragte sig selv som en stenalderkvinde.

Nogle vil mene, at det er konservativt og gammeldags at gå hjemme, men disse begreber er i min verden ikke negative i sig selv. Gamle levemåder mister ikke deres værdi, blot fordi de kan kategoriseres som gammeldags – af og til faktisk tværtimod. For os var det oplagt. Og vi kan sagtens modernisere børnenes opvækstmiljøer uden at forkaste alt, hvad vores forfædre gjorde. Man kan mene at sådan en holdning fastholder en meget traditionel opdeling af tingene: far genererer pengene og mor genererer tiden. Og fakta er, at det ene absolut ikke er vigtigere end det andet.

Det er en massiv opgave at gå hjemme, og mange vil nikke genkendende til, at det i perioder kan opleves lettere at passe et udearbejde. Måske er det én af grundene til, at begrebet "omsorgstræthed" tankevækkende nok også er dukket op blandt forældregrupper nu. Alligevel rangerer det mange steder lavt at være hjemmepasser, og valget kan på trist vis og fordomsfuldt blive nedgjort. I min optik har det længe været på tide, at vi tager et opgør med disse i nyere tid indlærte og umenneskelige holdninger.

Vi kan ikke dreje historiens hjul baglæns, men vi kan forhåbentlig begynde at indse, at noget af det vi gik og vurderede som ældgamle og usamtidige mønstre igen kan komme i høj kurs – læs: *mens børnene er helt små*. Og man behøver hverken at have rengøringsvanvid eller være ekspert i mad-prepping for at være hjemmepasser. Man behøver til gengæld heller aldrig at diskutere, hvem der tager barnets første sygedag eller smører madpakkerne.

Der har længe været behov for at skabe bedre rammer for ønsket om at gå hjemme og passe egne børn. For vi kan stadig ikke hævde, at det udelukkende er et *frit valg*. Kommunerne har siden 2002 haft mulighed for at yde tilskud til hjemmepasning af egne børn i alderen 0-5 år, om end beløbet ikke er stort. Halvdelen af landets kommuner gjorde brug af dette for 3 år siden (uvm.dk sept. 2020), og i dag kan man i de fleste kommuner få tilskuddet, hvilket i sig selv er en positiv udvikling. Det betyder også samtidig, at hjemmepasning ikke kun bliver for de velstillede med en høj indkomst, selvom det varierer meget, hvor stort et tilskud kommunerne yder. Alene i Midt- og Vestjylland bliver 273 børn hjemmepasset i 2022. Det er en fordobling i forhold til i 2019. Og tendensen breder sig nu på glædeligste vis generelt.

68 kommuner giver tilskud til pasning af egne børn i alderen fra 0 til 2 år. Det samme gælder også for børn på 3 til 5 år i 45 kommuner. Rudersdal er den kommune, hvor forældrene får mest: godt kr. 8300 om måneden, modsat Herning, hvor beløbet er kr. 1800 om måneden. I knap halvdelen af landets kommuner kan man få mellem kr. 5476 og kr. 7367 om måneden for at passe ét eller flere børn hjemmefra. Omtrent 2000 forældre modtager i dag tilskud til hjemmepasning, men antallet af hjemmepassere er væsentligt højere.

Organisationen HJEM, der arbejder for at skabe bedre muligheder for hjemmepasning, ønsker også at forbedre ordningen, så flere kan hjemmepasse og derved samtidig lette presset på daginstitutionerne. For pædagogmanglen er reel både nu og i fremtiden.

Regler for hjemmepasning:

- *Kommunerne bestemmer selv, om de vil give tilskud til hjemmepasning*
- *Tilskuddet kan højest være 85% af tilskuddet til hhv. vuggestue eller børnehave*
- *Man kan højest modtage tilskuddet i ét år pr. barn*
- *Man må ikke have øvrige indtægter samtidigt*
- *Man må ikke bo i et udsat/socialt belastet boligområde*

Reglerne betyder, at en hel del hjemmepasser uden om systemet, hvilket peger på et behov for ændring i kraft af

- *Mulighed for at hjemmepasse i længere tid end i et år*
- *Mulighed for at have en lønindkomst ved siden af*

Tendensen i tiden er klar: hjemmepasning med tilskudsordning hitter. Og for næsten halvdelen af mødrene, var intuitionen og mavefornemmelsen afgørende for valget. Det er en sund og naturlig udvikling, som på disse parametre kun kan hyldes. Spørgsmålet om ligestilling skal blot for alt i verden ikke blandes ind i debatten om omsorgen for vores børn og lysten til at have dem hjemme i deres mest sårbare år. Der har manglet forskning om, hvad der var bedst for børnene, inden muligheden var forpasset. Faktuelt er det dog fortsat, at det er umuligt at skille børns og forældres trivsel ad. Og kvinder bliver ikke gladere af at være væk fra deres børn.

Det er selvfølgelig hverken naturligt eller forventeligt for de fleste familier, at skulle tildeles en pengegave for at have fået et barn. Omvendt har man i årevis fået tilskud til at *andre* (læs: vuggestuer eller dagplejere) passer ens barn. Ordningen om tilskud fra kommunen til pasning af egne børn har vist sig at have en stabil udbredelse. "Pengene følger barnet". Omvendt er der i det frie valg taget højde for, at der ikke skal være økonomiske gevinster i at være hjemmepasser, men at man ønsker at varetage barnets tarv.

At få børn er til dato en underskudsforretning, der sænker kvinders livsindkomst. Det skal der selvfølgelig laves om på. Det er først for nylig jeg erfarede, at dette fænomen er kendt som "børnestraffen". Endnu har ingen mistet sig selv ved at opgive økonomisk uafhængighed for en periode, og værdien af penge og karriere kan ikke sidestilles med at følge sit barns opvækst. Men mødre skal naturligvis ikke skulle bekymre sig om at sakke bagud hverken økonomisk eller arbejdsmæssigt.

I virkeligheden er det langt mere bekymrende, at misse sine børns første leveår. Og i tidens ånd må det oven i købet bekomme mange belejligt godt, at skrue ned for forbruget og de materielle goder. De fleste oplever glæden ved og værdien af at kunne give familien noget bedre, indtil man igen vælger at bevæge sig ud på "sin egen vej". For når børnene ikke længere er helt små, skal der selvsagt banes mulighed for, at kvinder kan vende tilbage til arbejdsmarkedet. Det gælder både ift. fuldtids- og deltidsløsninger og efteruddannelse ved behov. I en tid hvor disse forhold er nærmest ikkeeksisterende, og hvor der i visse brancher tillige mangler arbejdskraft, kan jeg ikke forestille mig et dårligere tidspunkt at fremsætte mine synspunkter på. I dag kæmper de fleste med at leve op til samfundets normer for, hvordan hjulene holdes i gang. Både erhvervshjulene på den ene side og de hjemlige *hamsterhjul* på den anden. Men vi er allerede godt i gang med at forsøge at samle op på de familier, der ikke kan holde til tempoet og presset.

Man kan spørge sig selv og hinanden om, hvorfor kvinder går 10% ned i løn og pensionsopsparing , mens de udfører en fælles samfundsopgave – nemlig at drage ansvar for og sørge for artens og nationens beståen? Hjemmepassere kritiseres ofte for ikke at bidrage til det velfærdssamfund, man er en del af og lukrerer på. Men hvis daginstitutionerne er så dårlige, som 1000 psykologer med særligt kendskab til forholdene mener ... er samfundskontrakten så ikke allerede flosset?

Omsorgsarbejde burde ikke udmønte sig i økonomisk sårbarhed. Men meget økonomisk tænkning i dag tager ikke højde for, at omsorgsarbejde er en del af markedet – at det faktisk er forudsætningen for, at hele markedet kan eksistere. Et ligestillet samfund må tillægge både kvinders og mænds bidrag til familierne og samfundet den samme værdi. Dette må også være gældende ved fx skilsmisseopgør, hvor udgangspunktet i dag er, at fx pensionsopsparinger er individuel ejendom, som ikke indgår i et fælleseje. En værdsættelse af mors indsats med at drage omsorg for børn i et skilsmisseopgør ville lette presset på mor betragteligt, ganske

enkelt fordi hun vil være fri for at kæmpe for at opretholde sin
økonomiske uafhængighed parallelt med, at hun som oftest træk-
ker det tunge læs derhjemme.

En stor del af dem, der ønsker at hjemmepasse, kan sagtens gøre
det. Det handler om beslutsomhed og prioritering i den periode,
hvor børnene er helt små (og det er klart, at det bliver lidt van-
skeligere, hvis det er livsnødvendigt med en Audi i carporten og
Armani i nakken)

- **Flyt til en egn hvor huspriserne er lave**
- **Undersøg hvilke kommuner der giver tilskud til pasning
  af eget barn**
- **Sælg den ene bil og kør i en ældre bil, som er betalt ud**
- **Hold campingferie i Danmark**
- **Tag børnene ud af SFO**
- **Skær lidt ned på fritidsaktiviteterne**
- **Etabler en urtehave og bliv mere selvforsynende**
- **Køb ind efter discountbutikkernes madplan**
- **Bag jeres brød selv**
- **Køb genbrugstøj til familien**
- **Skær TV-pakkerne fra**
- **Meld dig ud af fagforening og A-kasse**
- **Drop biografen og se film hjemme**
- **Undgå impulskøb og take-away**
- **Træk din ægtefælles personfradrag fra i skat**
- **Overvej at ægtefællen sparer pension op til dig**
- **M.m.**

Hvilke fordele og værdier kan der være for hele familien ved at være hjemmepasser:

- En rolig hverdag uden stress, men med masser af tid til omsorg, samvær og nærvær
- Langsomme morgener uden vækkeur
- Træghed og genkendelighed
- Tid til at elske, hygge, nusse, nyde dine børn mens muligheden er der – barndommen går så hurtigt, og tiden kommer ikke igen
- Tid til at opleve alle detaljerne under opvæksten
- Bevidstheden om den fornemme opgave det er, at have påtaget sig hovedansvaret for, at få noget godt ud af de små
- Det er dybt berigende, udviklende og meningsfyldt
- Livet udenfor er der, når du igen er klar til det
- Flere børn på gaden at lege med i alle aldre – flere mødre at sparre med
- Indirckte indflydelse på vores fælles samfund og fremtid
- Ingen diskussion om, hvem der tager barnets første sygedag
- Høj grad af frihed for alle parter
- Du giver dine børn et trygt og solidt afsæt til verden udenfor
- M.m.

Ole Flemming Pedersen, ekspert i børn og familier, siger det ganske klart: det eneste børn fra 0 - 7 år har brug for, er mor og far, tryghed, nærvær og kærlighed. Punktum. Denne periode er uden forhandling den allervigtigste i barnets opvækst. Det er her vi som forældre har mulighed for at fylde så meget TLC (Tender Loving Care) i dem som overhovedet muligt. Og når vi det ikke dér, siger han, når vi det aldrig.

Der har aldrig i vores familie hersket tvivl om meningen med at have vores børn hjemme i en længere periode. Jeg følte aldrig, at jeg ofrede mig selv og min karriere. Jeg følte, at jeg gjorde det eneste rigtige. For os havde det status, ligeværd og samfundsværdi, og vi bilder fortsat hinanden ind, at det har højnet vores børns trivsel, og forsat gør det den dag i dag. Her tænker jeg også på Jesper Juuls udsagn om, at det vigtigste børn får med sig hjemmefra, det får de i løbet af de første 3-4 leveår: "Når blot disse leveår er gode og trygge, så er det de utroligste ting, de kan klare sidenhen."

Selvsagt skal man opdatere sig selv fagligt og genetablere et netværk, når man vender tilbage til arbejdsmarkedet, men for de flestes vedkommende er dette ikke meget anderledes end ved et hvilket som helst andet jobskifte, skift af arbejdsgiver eller brancheskift. Vender man tilbage til et job svarende til det man forlod, skal man selvfølgelig også i dén situation lære organisationen og kollegaerne at kende på ny, og man skal bruge lidt tid på at sætte sig ind i rutinerne og genopfriske den faglige kunnen.

Det er enormt snæversynet at tro, at en medarbejders værdi er afhængig af en sammenhængende anciennitet på arbejdsmarkedet. Tværtimod kan erfaringen som hjemmepasser give mulighed for at opøve mange af nutidens efterspurgte kvalifikationer. Hvilken arbejdsgiver efterspørger *ikke* en medarbejder der kan

- **Tage ansvar**
- **Sætte egne ønsker og behov til side**
- **Tænke i helheder**
- **Planlægge overordnet og i detaljer**
- **Tåle et enormt pres**
- **Møde mange krav på samme tid**
- **Være indfølende og empatisk**
- **Kommunikere**
- **Konflikthåndtere**
- **Tilgive**
- **Være omstillingsparat**
- **Arbejde effektivt**
- **Udvise tålmodighed**
- **Tilgå opgaver med ydmyghed og klogskab**

Kvinder skal selvfølgelig tage uddannelse og have en arbejdsmæssig karriere, men vi må også værdsættes for den store og livsnødvendige opgave, vi løser i familierne, mens børnene er små. Vi mangler større respekt for en persons evner og kompetence, frem for den kontinuerlige anciennitet.

Det helt store spørgsmål vi skal være sammen om at svare på, handler om hvordan vi kan støtte flere mødre i at gå hjemme, i en tid der skriger på arbejdskraft, og hvor forbruget trods krig, klima og krise stadig er unødvendigt højt? Vi skal sikre tryghed i alle aldersklasser og at samfundshjulene holdes i gang sideløbende.

- **Så hvad er vi villige til at give afkald på og nænsomt afvikle over tid?**

- **Hvad skal hjælpe os videre, mens denne proces er under udvikling?**

- **Og hvad skal vi understøtte, så vi på sigt får mere familieliv blandt småbørnsfamilier?**

Tidligere lærte nybagte mødre det meste om moderskabet fra deres egen mor og andre mødre i nærheden. Nutidens mødre har en selvforståelse på godt og ondt, som er stærkt påvirket af sociale medier, hvor de nu søger den selvsamme spejling og viden, som man før drøftede i ammestuerne.

Nu bliver der scrollet, mens der bliver ammet, og det påvirker både barn og mor negativt: barnet opnår ikke den helt essentielle øjenkontakt, og moren påvirkes negativt af at sammenligne sig med andre på Instagram, der som bekendt primært deler succeshistorier. Selv de videns baserede profiler får nogle af mødrene til at føle sig mindre kompetente. De bliver ganske enkelt overvældede og stressede af alle anbefalingerne, hvilket er meget forståeligt, når man tænker på, hvor sårbar en situation det er, at være nybagt mor. For nogen sågar så sårbart, at det kan være svært om end umuligt at mærke efter, om den viden man får, reelt er en hjælp eller en stressfaktor.

Barnet har i hvert fald heller ikke brug for den usikkerhed det kan skabe hos moderen. Barnet har brug for en mor, der overvejende tør stole på egen mavefornemmelse, og som ikke hovedsagelig viser afmagt. *En god nok mor*. Og mødre ér vitterligt kodet til at drage omsorg for deres egne børn. Der er naturligvis nogle, der har så meget at slås med, at de ikke kan rumme og møde deres barn med overskud, men de fleste forældre kan sagtens.

I den digitale kultur er der kommet et ekstremt fokus på at lykkes med moderrollen og relationen til barnet. Så meget at moderskabet i dag er blevet *et refleksivt identitetsprojekt*. Mange forældre ville gerne skære ned i deres skærmforbrug, mens børnene er vågne. Men afhængigheden (jeg vil gå så vidt at kalde det *misbruget*), dårlige vaner og en presset hverdag gør det svært for dem.

Bekymrende er det ikke desto mindre, at der grundet pres så op-
står et yderligere pres, og dermed bliver der for mange skabt en
nedadgående ond spiral, uden at de opdager det, og bliver bevid-
ste om det.

Undersøgelser fra *SFI-rapporten Børn og unge i Danmark, Velfærd
og Trivsel 2010* viser, at kernefamilien ser ud til at fungere som
beskyttelsesfaktor i forhold til de adfærds- og livsstilsmønstre,
som gør unge risikoudsatte. De konkluderer også, at en opvækst
i en kernefamilie hyppigere bidrager positivt til, at børn var del-
tagende i fritidslivet, og den har en regulerende indflydelse på
barnets adfærd og udvikling. Jeg mener, der gemmer sig en uni-
versel sandhed i, at børn der er tanket godt op med tryghed, nær-
vær og kærlighed hjemme hos mor og far i trygge og vante om-
givelser, klarer sig bedst. Jf. det indianske mundheld: *den bedste
kriger er ham, der har diet længst hos sin mor.*

Den investering det er at hjemmepasse egne børn er uvurderlig,
og den kan absolut hyldes, hvis man vel at mærke kan lide det.
Det bedste man kan give sine børn, er at give dem dét, man selv
synes, der er bedst for dem. Men når man er under 2 år har man
ikke brug for at blive socialiseret med andre børn. Det viser al
forskning på området. Og er barnet godt over de 2 år kan de sag-
tens klare sig med legegrupper, legestuer, mødregrupper, aktivi-
teter o.l. en gang imellem.

Siden efteråret 2021 er der flere steder i landet skudt legegrupper
op for hjemmepassere. Det har vist sig at være en blomstrende
succes i bl.a. Billund og Grindsted, hvor mere end 15 forældre

mødes en gang om ugen og holder legestue for børn fra ét år til skolealderen. De selvsamme forældre har også et fællesskab på FB, hvor gruppen (Billund International Play Group) kan tegne mere end 80 medlemmer. Disse og andre sociale tilbud og aktiviteter kan på glimrende vis medvirke til den sammenhængskraft og kontinuitet, som også fordrer trivsel. På FB eksisterer der også en gruppe ved navn "Moderne hjemmegående forældre", som lige nu tegner 16,2 tusind medlemmer. Her kan så og sagt alle emner tages op til fælles sparring og støtte.

Det har vakt opsigt fra medierne, når også højtuddannede kvinder opgiver karrieren for at gå hjemme. Jurist Theresa Søndergaard har været i "Go'morgen Danmark" (sept. og nov. 2022) for at dele sit valg om samme med seerne. For *kunne det ikke lige så godt være hendes mand, der gjorde det*, blev hun spurgt.

Også erhvervsantropolog Sarah Blicher-Koch har valgt familien til. Og vi har efter min mening brug for flere forbilleder som Theresa og Sarah. Vi har brug for flere af de gode historier fra mødre uanset men måske især fra kvinder med et højt uddannelsesniveau. Det er et vigtigt skridt i anerkendelsen af vores køn, moderskabet og familielivet.

Der er modsatrettede data om, hvorvidt yngre kvinder drømmer om at blive hjemmepasser eller ej. Fakta er dog, at 41 % af danske forældre har tilkendegivet, at de gerne ville blive hjemmepassere, hvis det var økonomisk muligt for dem. Og her tæller naturligvis kvinder i alle sociale lag. Selvfølgelig kan selv en jurist blive træt af hamsterhjulets fart med mor og far i karrieresporet. Theresa har i skrivende stund gået hjemme i mere end 3 år. Hun står for alt i hjemmet, mens hendes mand går på arbejde. Og ja, der var nok ikke nogen der syntes for 75 eller 100 år siden, at man kunne blive fremhævet, fordi man er husmor, men det kan man tydeligvis igen i dag. For det er efterhånden åbenlyst, at vi i højere grad bidrager til samfundet ved at hjemmepasse, end ved at sidde på et kontor. Vi eller snarere regeringen skal bare have omsorg ind i regnemodellerne, og det haster.

Det skal alt andet lige ikke bare være *muligt*, at være hjemmepasser så længe man høster familiært udbytte af det – det skal også være *accepteret af samfundet*, så det ikke bliver et stigma, men derimod en anerkendelse at man prioriterer familien.

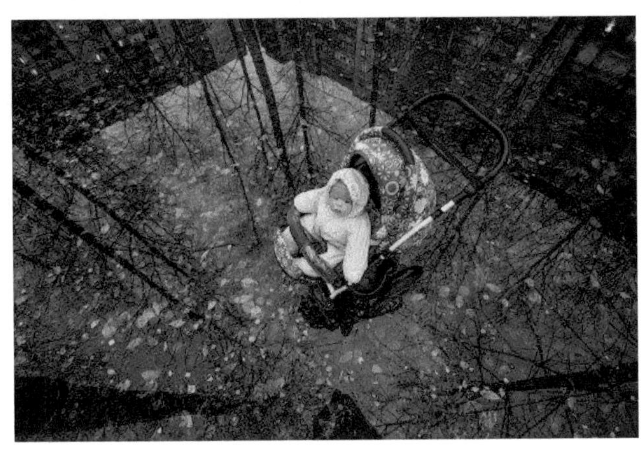

Digitale vuggestuer

Kim Larsen fremhævede det allerede i 1988 med sangen *De smukke unge mennesker*: "Der var nogen, der blev elsket – andre måtte nøjes med - digitale vuggestuer – og tilfældig kærlighed".

Jeg har altid forholdt mig kritisk til det almindelige, det alle gør, det der er normalt i vores kultur. For god moral kan meget vel være dårlig etik. Og i dag er det sørgeligvis meget "almindeligt", at institutionalisere vores børn i en alt for tidlig alder. Man behøver ikke at være voldsomt alternativ eller institutionskritisk for at se fordelene ved at vælge andre veje.

Vi må aldrig acceptere, at staten udøver autoritet i forhold til vores børneopdragelse. Det ér og bliver os forældre, der skal være tydelige og retningsanvisende over for vores børn.

Med den institutionalisering vi byder selv de helt små børn i dag, er vi mange, også børnepsykologer, der er indignerede og har ondt i maven på børnenes vegne. Og har haft det længe. Med forskningen i ryggen er der rigeligt med argumenter for, at det er økonomisk rentabelt at investere i trivsel på småbørnsområdet. Dette forhold må således også være taget i betragtning, da man åbnede op for, at give tilskud til hjemmepassere. Så vidt så godt.

Gennem de sidste halvtreds år er brugen af ofte underbemandede daginstitutioner eksploderet. Børneomsorgen begyndte så småt at gå i den forkerte retning fra især midt-80'erne. Og danske forældre har nu næsten verdensrekord i at få passet deres små børn, så både mor og far kan være på arbejdsmarkedet – kun overgået af Nordkorea.

Vi taler om en mangeårig, tidlig og massiv adskillelse af børn og deres primære omsorgsperson. Og det for at især mor kan få lige så meget ind på bankkontoen og pensionsopsparingen som far.

Med den stigende institutionalisering af de helt små børn risikerer vi alle, også skatteministeren, at lide alvorlige knæk og nederlag. Børnene kommer igen til at betale den største pris ved bl.a. at vokse op i en institution med lud og varmt vand fra kl. 8-17 for derefter at komme hjem til resten af familien, som også alle er trætte. Man føler også med de unge forældre, som går glip af alle de små glæder og forandringer, ethvert barn har gjort i løbet af dagen eller ugen.

Konstant fortæller magtsyge medier og såkaldte eksperter os, at vores følelser er forkerte, og at vi må forstå, at familierne må vige for samfundets bedste. Ellers går det ud over de svage. Det er et massivt indgreb i privatlivet og endnu en instans til adskillelses-kulturen og til rekorden i institutionaliserede småbørn. En kultur, som mesterligt sørger for, at mennesker, i særdeleshed familier, lever så adskilt som muligt. Og det går selvsagt også ud over fremtidens par. Der sker noget med parforholdet, når kønsrol-lerne ændrer sig, og kvinder arbejder "som mænd" og kan tjene penge nok selv.

Aldrig har så mange mennesker i Danmark været singler. Det er tilsyneladende blevet udfordrende at få et kærlighedsforhold til at vare – måske endda hele livet. Igen bliver vores børn tabere i spillet om og resultatet af, at vi gerne vil lykkes på alle områder. Og bliver stressede af at forsøge. I nogle tilfælde er det den voks-nes *egen* utrygge tilknytning der gør, at man ender med at leve alene – uden en kærlighedspartner – uden barnets mor eller far. Man kan som uønsket aleneboende opleve at mangle basal tillid og have angst for nærhed. Hvis man selv som meget lille endog oplevede for lidt eller decideret mangel på nærhed og mangel på ubetinget kærlighed og omsorg fra forældrene, kan man udvikle en tidlig følelsesmæssig forstyrrelse af tilknytningen, også kaldet forladthedssyndrom, og den kan i mange tilfælde oven i købet være forbundet med livslang ensomhed og skam.

Hvordan kan vi stadig her i 2023 lukke øjnene for, at vi har et stigende antal følelsesmæssigt forsømte børn i vores samfund på baggrund af voksnes egoistiske selvrealiseringsprojekter? Hvert sjette barn har mentale helbredsproblemer i dag, og mange bliver ikke opdaget i tide. Nogle kan mistrives i 5 år før psykiatrien finder ud af, at de har autisme eller ADHD. Man bliver da nødt til også at forske i, hvad der er galt med *samfundsindretningen*, og bl.a. undersøge hvad de ændrede arbejdsvilkår og familiestrukturer har betydet for børns opvækst.

At vælge børn til betyder at vælge noget andet fra, som fx to fuldtidsjobs. Mere indviklet er det såmænd ikke.

Men indviklet og dybt tragisk er det, at vi i dag oplever en sværm af mistrivsel hos børn og unge i form af

- Ondt i livet
- Overvægtige unge mænd
- Unge piger med spiseforstyrrelser
- Utilpassede drenge
- Misbrug af forskellig art
- Børn i specialundervisning og i forløb hos skolepsykolog
- Anbragte børn uden for hjemmet
- Unge der føler sig stressede og med ringe selvværd
- Psykisk skrøbelige individer
- Angst og depression
- Selvskade som følge af usikkerhed, ensomhed og præstationsangst
- Selvmordstanker
- Børn på lykkepiller
- Mangel på forældre-/voksenkontakt

Her kommer jeg i tanke om TV2′s rystende dokumentarfilm "Smertens børn", der blev sendt i november 2021, hvor en lærer heltemodigt står frem og viser virkeligheden på en helt almindelig arbejdsdag i en skoleklasse.

I min optik er det alt sammen *sunde reaktioner* på et *sygt samfund.* Og det er dybest set hjerteskærende. Børn og unge ér ikke problemet. De *viser* problemet. Og tilbud om mere og mere psykologhjælp "bekræfter" blot det stakkels unge menneske i, at "det ér mig, der er noget galt med". Intet mindre end himmelråbende.

Vi er gået fra indre styring til ydre styring. Du skal hele tiden forandre dig, du skal hele tiden udstille dig, du skal tatovere dig over hele kroppen for at være sikker på, at de andre kan se, hvem du er. De unges reaktioner indikerer tydeligt , at det eneste vi *ikke* vækster i vækstsamfundets rasende tempo – det er vores børn. Nogle af tilstandene sker fordi mor og far har sluppet tøjlerne og ladet institutionerne tage over. Jeg betvivler ikke kvaliteten i *alle* institutioner – jeg plæderer heller ikke for, at forældre skal sidde lårene af deres børn – men for at barnets primære omsorgsperson er langt mere fysisk tilgængelig. Ikke kun, men især i de første leveår.

Det er vigtigt at have for øje, at vi stadig ikke har nogen *entydig* evidens, der underbygger mistrivslen. Det er nemlig også blevet en tendens, at der bruges udtryk fra diagnosemanualer til at beskrive de helt almindelige hverdagsbekymringer. Man kan ligefrem sige, at der er sket en stigende psykologisering af sproget. Fx er det at føle sig stresset eller deprimeret ikke så tunge ord mere, fordi de bliver brugt i daglig tale blandt mange (og dermed også brugt forkert), og samtidig er det måske også blevet mere acceptabelt at sige, at man har det psykisk dårligt. Voksne må i højere grad hjælpe med at af-individualisere børn og unges problematikker ved initialt at tænke "børn og unge i særlige omstændigheder" frem for "børn og unge med særlige behov".

Der er behov for nogle nuanceringer, når vi hører om de unges trivsel, så vi ikke får sygeliggjort naturlige reaktioner. Man lider ikke af stress, blot fordi man i en periode har lidt travlt, og der er ikke tale om mistrivsel, blot fordi tingene ikke lige går, som man gerne vil have det. Vi skal kort sagt blive bedre til at hjælpe dem, der vitterligt *har* psykiske symptomer, og ikke mindst forebygge at de overhovedet opstår. Og hvis et menneske udvikler en psykisk eller fysisk diagnose, må vi til hver en tid understøtte mennesket *bag* diagnosen.

Med forebyggelse for øje, er det en livsløgn, når vi fortæller os selv og hinanden, at det er *kvalitetstiden* med børnene der tæller – at en glad mor med fuld turbo på karrieren er bedre end en ikke-helt-så-glad mor på deltid – eller at det er godt for børn at være sammen med i øvrigt alt for få professionelle pædagoger og agere socialt med jævnaldrende 8-9 timer hver dag. Det er påstande opstået af dårlig samvittighed og magtesløshed i familier, hvor ingen agerer tovholder, hvor barnets tarv ikke kommer i første række, og hvor der ikke indses, at hjemmebørnepasning er et arbejde i sig selv. Jf. Den Danske Ordbog er *kvalitetstid* defineret som "travle forældres samvær med deres børn". På hvis præmisser er dét?

Vi ser tilstande i dagens Danmark, med børn der har været vant til at skulle regulere sig selv, i stedet for at blive reguleret af en voksen. I kølvandet på dét bliver de stemplede som egenrådige, krav-afvisende og skolevægrende. Det er *også* blot tegn på mistrivsel. Der er naturligvis endnu ingen børn, der ikke gerne vil være en del af fællesskabet i skolen – som ikke gerne vil have et almindeligt børneliv. Hvis de kunne, så ville de. Men vi har i fraværets tegn, inden barnet selv har nået at se sig omkring, helt frataget dem evnen til at kunne leve i nuet og til bare at være barn. Er vi og de digitale medier i gang med at afskaffe barndommen...?

Det er lige så velkendt, at andre faktorer også er med til at presse og skabe problemer for børn og unges trivsel: skolereformen, fremdriftsreformen, præstationspres på uddannelserne, iscenesættelsen på sociale medier, øget fokus på diagnoser og måske også en alt for lavthængende radar fra vi voksnes side. Til børn og unges fordel kunne vi en gang imellem vende blikket mod os selv og familierammen, og begynde at reflektere over de *særlige omstændigheder* vi byder børn og unge, frem for som allerede nævnt at stemple dem som nogle med *særlige behov.* Hjemmets opvækstvilkår og vores overordnede samfundsstruktur gør alt for mange børn, unge og voksne kede af det som udgangspunkt. Og samtidig skal vi passe på, at vi ikke sygeliggør naturlige perioder af især unges liv. De perioder hvor de uvilkårligt kommer til at opleve kærestesorger, familieproblemer, udfordringer med vennerne, hormonraseri. Dér hvor der igen for alvor er behov for det helt basale, nemlig at der er én i hjemmet, der kærligt forstår og lytter interesseret. Modsat nettet, der hurtigt kan bekræfte de unge ud i selvdiagnostisering. For ikke at nævne alle de trends, der står i kø for at vise dem, at de ikke er helt ok, så selvoptimering som projekt kan blive lagt oveni byrden af ikke at slå til.

Jeg nægter at tro på, at flertallet af nutidens familier vælger at få børn, for at andre skal passe dem. Det er blevet et samfundsskabt og sørgeligt vilkår for de fleste. *Institutioner er noget der er skabt for arbejdsmarkedets skyld.* Det er ikke barnets eller familiens umiddelbare behov. I modsat fald må der kigges nøje på årsagen til at bestemme sig til at få et barn i første omgang, og på villigheden til helt bevidst og naturligt at give afkald på egne behov i en kort periode af et langt liv. At tage ansvar for sine børn er vel stadig for de fleste noget af det mest meningsfyldte, vi får lov til at opleve. Der hvor det netop ikke handler om selvrealisering, men nærmere om en opløsning af selvet til fordel for barnet.

At en mor skal ud at tjene penge for at hun har råd til, at en anden kan passe hendes børn, og tillige belønnes for at være væk fra sine børn... det vækker en dyb og foruroligende undren. Det er ikke min hensigt eller mit ærinde at definere og vurdere de udearbejdende småbørnsmødre – jeg prøver blot stadig på at forstå deres motiv for ikke at passe egne børn, og samtidig på at forstå, hvorfor der samfunds- og arbejdsmarkedsmæssigt ikke for længst er skabt bedre rammer og/eller lovgivning for det.

Arbejdsmarkedet bliver selvsagt nødt til bedre at kunne tilbyde flere fleksible stillinger, som hjemmepasseren kan vende tilbage til, så det ikke længere bliver så økonomisk farligt, at tjekke ud af jobbet for en periode. I Norge klarer de den udfordring med en *barselsfond*, hvor finansieringen hovedsagelig klares via skatten, og ikke kun via arbejdsgiverne, som ofte er dem, der betaler for barslen i dag i Danmark. Vi har netop at gøre med et samfundsmæssigt anliggende, som alle må bidrage til. Ligesom familier også i en periode må planlægge deres økonomi, så de kan prioritere, hvad de har brug for.

Årene med børn og jobs er alt for ofte en konstant overlevelsestilstand, som for de fleste koster helbred, karriere og ægteskaber. Det er i sagens natur en dobbeltrolle, der markant øger risikoen for stress og depression. Og her må vi spørge os selv, om det er i orden, at vi sætter børnenes udvikling på spil, for at mor skal pleje en karriere? Er det sådan vi skaber sunde og stærke børn og unge i trivsel? Vi har en generation af unge nu, som udadtil agerer fornuftsbetonede på en stærk, ambitiøs og målrettet facon – men som indadtil er en virkelig sårbar og usikker generation, der er fuldstændig afhængige af den sociale accept på medierne. De er dybest set kede af det – de har ondt i sjælen.

Mange unge i dag oplever indre slåskampe. Ikke for at passe ind i samfundets standarder, men for at passe ind i deres egne. Og herunder deres egen bedømmelse af egen krop. Deres indre stemme dominerer. Det er ofte det første de tænker på, når de står op om morgenen. Håbet om en "pænere" krop besætter deres hjerner i det skjulte. Og mange kan dårligt huske, hvordan disse tanker startede. De gætter på, at de dukkede op på sociale medier, som de er vokset op med. Effekten af det de ser her gør, at de har sværere ved at acceptere sig selv, end os der var unge før digitaliseringen.

Desværre er det langtfra kun udsatte børn og unge , der har fået det svært. Indre uro, rastløshed og skamfølelse er blevet et kendetegn ved det moderne individ og dermed også hos nybagte familier. Skam over ikke at kunne leve op til idealer, vi tror vi selv har skabt. Vi mangler en oplevelse af retning eller mening. Vi savner ro og overblik i en kompleks verden, hvor det mest stabile man kan få øje på er, at alting ændrer sig hele tiden.

Generationerne før os fik tillagt en identitet – i dag skal vi selv skabe den. Og derfor skal vi hjælpe børn og unge med at reflektere over det sted i livet, de til hver en tid befinder sig. Give dem tid til eftertanke: Hvor er du nået til? Hvad ville du gerne nå til? Har du oplevet et vendepunkt, og hvorfor var det mon et vendepunkt for dig? Lyt til dem og vær der for dem, inden de bevæger sig alt for fortravlet videre ud i verden uden retning eller mening. Støt dem i tillid til, at de kan bidrage – og at vinden kan bære deres vinger.

De undersøgelser der er lavet de seneste ti år viser, at det især er børn og unge der er nederst på rangstigen, og familier med lav social status, der mistrives. Der er fx en stærk sammenhæng mellem at føle sig lavt placeret i hierarkiet i sociale situationer og at have mange depressive symptomer. De senere år rammes dog også grupper med højere selvoplevet status af psykisk mistrivsel. Tendensen ses især hos pigerne. Men for de fleste er det svært at være i bunden af klassens hierarki.

Den øgede individualisering af samfundet spiller også en stor rolle her. Tidligere gav mange unge samfundet skylden, hvis de var i krise. I dag giver de unge sig selv skylden, og oplever da samtidig ofte, at der ikke er en voksen i hjemmet, der tør spørge ind til de svære emner, den unge kredser om. Nu *har* samfundsstrukturen uomtvisteligt et medansvar for situationen. Vi er alle nødt til at blive bedre til at tale med vores børn om, hvad der foregår i deres og vores liv. Vi må genoprette samtalen ved middagsbordet. Vi må i højere grad være der for hinanden. Og vi må tage ansvar for stemningen og rammerne. Og for at mobilerne er lagt lydløse væk. Først da kan vi finde ro i samtalen og fastholde hinanden i den. Lige fra starten.

Vesten har dog alt for længe haft søgelyset mod, at der ønskes flere kvinder i topstillinger, lederstillinger, bestyrelsesposter, iværksættere etc. – endog i udprægede mandlige fag. For mig er det igen det samme som at sige, at kvinderne helst skal se bort fra deres køn, og det de også er gode til, og som at sige, at vi vil have et samfund, der ikke vægter omsorg for børn, unge og familier. Efterspørgslen skal ovenikøbet realiseres ved, at fædrene involverer sig mere i opdragelsen af deres børn og i hjemmet. Det er der uden tvivl mange mænd, der ville være gode til, men hvad ønsker mændene dybest set selv, hvis de skal være helt ærlige, og er deres motiver i høj grad samfundsskabte?

Der er evidens for, at en sund sammensmeltning, tilknytningen, nærværet og den ubetingede kærlige relation til barnet i de første leveår er helt afgørende for dets trivsel. Vi ved, at i sidste halvdel af det første leveår og gennem hele det andet og tredje år er barnet nært knyttet til sin moderfigur. Hvordan kan vi sidde det overhørig i et *velfærdssamfund?* Hvordan kan det være, at der fortsat er en så stor og almen brug af dagplejemødre og vuggestuer? Nærvær er blevet til fjernvær. Alle jager af sted for at få og nå det hele – men undervejs mister vi det vigtigste. Børnene, os selv og hinanden.

At sige farvel og gå fra ens barn, som trygler om bare at få lov at være sammen med én – det er så naturstridigt som noget. Vi sætter vores børn i verden, og mens de stadig er fuldstændig sårbare og hundrede procent afhængige af os – så forlader vi dem og bryder den helt igennem grundlæggende, basale tillidskontrakt mellem os. Vores pagt. At vi altid vil passe på dem. Og pædagogerne forsøger at lære os, at børnene skam sagtens kan klare det – det er moderen, det er slemt for, siger de. Den har jeg aldrig troet på. Aldrig.

Den lange institutionstid og familiernes pressede liv ødelægger barndommen og påfører rigtig mange børn psykiske og følelsesmæssige skavanker, som det nu er blevet samfundets opgave at udbedre og behandle. Det koster samfundet milliarder. Hvorfor ikke bruge pengene på at skabe en rolig og tryg barndom for vores arvtagere, så de kommende voksne, der skal føre dette samfund videre, vokser op som ressourcestærke, kreative, sunde mennesker?

Det er vigtigt for mig at understrege, at jeg nærer den største respekt for dagplejemødre og for pædagoger i vuggestuer. De gør deres arbejde rigtig godt og nærværende, selv med stigende krav om dokumentation o.l. Jeg er heller ikke på korstog mod børneinstitutionerne. Tværtimod. De er jo forudsætningen for, at mødre kan fastholde job og dermed egen indtægt. Men børn under to år har ikke interesse i at komme i vuggestue eller dagpleje. Et sted hvor de i høj grad skal lære at "opføre sig" frem for i hjemmets skød at kunne "være sig". Børn samarbejder også i dén sammenhæng fra en meget tidlig alder. De har brug for ad den vej at føle sig værdifulde og elskede. Og vi må ikke lukke øjnene for, at de helt små, der bliver passet ude, *også* er sendt på (sam)arbejde. Og det vel at mærke på en overvåget og overbeskyttet arbejdsplads, og med et timetal de ikke selv har valgt, ønsket eller behov for.

Endnu et perspektiv ved institutioner, som vinder mere og mere indpas, er, at personalet grundet overordnet lovgivning flytter fokus væk fra pasning og over på dygtiggørelse. Man kan frygte at børnene på den måde bliver endnu mindre livsduelige, fordi de voksnes opmærksomhed bliver flyttet endnu længere væk fra børnenes egentlige behov (læs: omsorg) og over på læring i stedet for. Det er en skræmmende afvej, og sammenholdt med dårlige normeringer er det en yderligere grund til, at man ikke længere kan anbefale børn at komme i institution.

At akademisere og bogliggøre børn så tidligt i deres udvikling er et vildspor. Et spor der vil fremme diagnoser, medicinering og identitetskriser. Selv de unge skal i dag alt for tidligt træffe et uddannelsesvalg. Det sociale bliver i begge henseender trængt i baggrunden af denne individfokuserede tilgang til læring. Det får vi ikke mere frihed af. For hvis vores rettigheder skal blive til levede realiteter, skal vi bygge fællesskaber, vi kan bruge dem i. Uden fællesskaber bliver vi overvældede og skrøbelige i en hyper foranderlig verden.

Undersøgelser har vist at det er en voldsom oplevelse for et barn at begynde i vuggestue. Forskere bag undersøgelserne er nået frem til, at stresshormonet kortisol blev forøget med op til 100 % når de blev indkørt i institutionen. Og 5 måneder efter var niveauet fortsat højere, end da barnet begyndte. Vi afleverer dem endda ofte selv om de er sløje: forbruget af den smertestillende medicin Paracetamol til børn er steget med 30 % de sidste 10 år, og hjælper os med at få en presset hverdag til at fungere...

Resultaterne underbygges af bl.a. Ole Schouenborg, klinisk psykolog, som har skrevet: "Det kan være traumatisk for børn, at blive afleveret i vuggestue. Barnet får adskillelsesangst og angst for tab af relationer. Og mistilliden kodes ind i barnet, når det tidligt bliver forladt i vuggestuen. De får en grad af utryghed, som især hos sårbare børn kan risikere at blive stor."

Her tænker jeg også på *forladthedssyndromet*, den før nævnte tidlige følelsesmæssige forladthed, hvor barnet som vilkår i starten af livet har fået for lidt nærhed og for lidt ubetinget kærlighed.

Det er en katastrofe for et barn. Det betyder at barnet gennem opvæksten vil udvise en tidlig selvudslettende adfærd, hvor det ubevidst tilsidesætter egne behov og undertrykker egne følelser for dybest set at blive elsket. Det føler sig usikker og kan få identitetsproblemer. Som ung vil der være en konstant søgen efter "sig selv", en følelse af at være anderledes eller forkert, og hos nogle vil der forekomme en livslang ensomhed og skam, på trods af en udadtil ofte velfungerende overflade.

Børnepsykolog, John Aasted Halse, har ikke overraskende udtalt: "Ud fra al den tilgængelige viden jeg har, kan jeg kun sige, at jo senere et barn kommer i daginstitution, jo bedre er det. Det er bedre for barnet og for relationen mellem barn og forældre."

Og det sammenholdt med, at halvdelen af dagens forældre ville ønske, at de kunne være mere sammen med deres børn i hverdagen. De kan bare ikke vælge frit, men er ulykkeligvis pressede af lovgivning og udvikling af en såkaldt "velfærdsstat", hvor børnevinklen er blevet markant nedtonet, og hvor der først og fremmest lægges vægt på, at kvinderne skal hurtigt tilbage på arbejdsmarkedet.

Danske børnehavebørns gennemsnitsarbejdsdag er 7½ time. Det er Europa-rekord (!) – og de begynder samtidigt tidligere end resten af Nordens børn. Hvert 7. barn er i børnehave i 9 timer eller derover dagligt. Eksperter anbefaler at 3-6 årige højst er i institution 5-6 timer dagligt. Og at 1-3 årige højst er i institution 3-4 timer dagligt.

Vi kan derfor ikke bilde hinanden ind, at det er barnets tarv, at blive passet ude så mange timer ugentligt. Uanset dagplejemødrenes eller pædagogernes nok så værdifulde kompetencer. Et fuldtidsarbejde borte fra hjemmet kan ganske enkelt ikke forenes med at yde ordentlig børneomsorg. Og arvingerne kommer som bekendt hverken som Guds gave eller skæbne længere – de er overordentlig programmerbare.

Jeg er selvfølgelig fuld af respekt og forståelse for, at der kan være andre forhold, familiære, personlige, jobmæssige, økonomiske o.l., der afgør valget og barnets tarv, og som kan være gode og fornuftige grunde til at få barnet passet ude. Familier og forældre kan *også* have problemer, og her kan en institution meget vel være den *trygge* base for barnet, som forebygger mistrivsel bedst muligt. Hvis en sårbar mor/familie ønsker at hjemmepasse, er det i de fleste tilfælde af afgørende betydning, at der tilbydes støtte eller aflastende indsatser under forløbet.

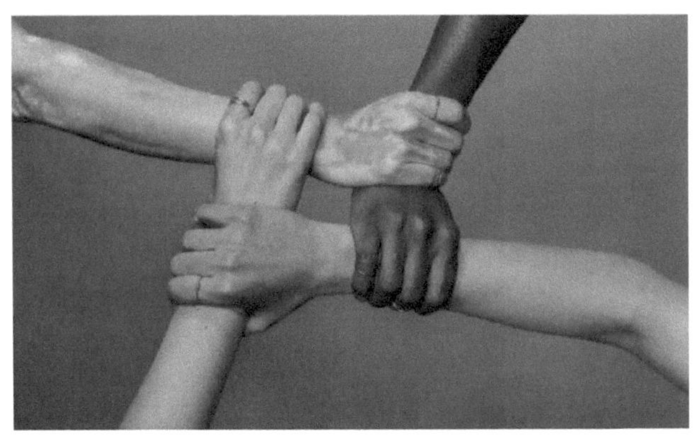

Nødbremsen

Vi befinder os i en brydningstid, et nyt og mere anerkendende børnesyn vinder frem, flere er kritiske over for institutionslivet som norm, og der er mulighed for reel forandring på området. Når det er sagt, er samtidens forældre uheldigvis *selv* en generation af institutionsbørn, der ikke er blevet set, hørt og anerkendt tilstrækkeligt. Så det er med det fakta i mente desto sværere at give noget videre, man ikke selv har fået. Og det kommer til at kræve langt flere kræfter at gøre tingene anderledes, end det gør at læne sig ind i den strøm af institutionskultur, der allerede er.

En kultur der har enormt svært ved at anerkende og værdisætte omsorg og omsorgsarbejde (pædagoger, lærere, sygeplejersker, socialrådgivere), og en kultur som har en voldsom mangel på ressourcer, pædagogisk indsigt og overskud. Pædagogmedhjælpere der nikker genkendende til børn, der græder meget af dagen, voksne som er ene på legepladsen med knapt 20 børn, tilskyndelsen til at lyve for forældre, der spørger til deres barns dag, da de ikke aner, hvordan barnet har haft det på grund af alskens brandslukninger. Sådanne forfaldsfortællinger kan aldrig stå alene.

At mødre selv passer deres børn, mens de er helt små, er selvsagt ikke hele løsningen på de udfordringer vi står i halsen til. Jeg har givet udtryk for holdninger, påstande og resultater, som nogle uden tvivl vil mene er vredet i egen opportun retning. For når det gælder forældreskab, er fronterne hos nogle trukket hårdt op, og tonen kan ofte blive nådesløs i diskussionen om hjemmepasning versus institutionsliv. Jeg skal derfor slutteligt understrege, at man naturligvis skal have fred til at vælge, hvad der er bedst for ens egen familie – hvad man *selv* som mor og som familie oplever at kunne trives med.

I bund og grund handler det meget ofte om, at blive tryg og sikker på det *du* tror på, er godt for dit barn og jeres familie. Det er din positive indstilling, der kommer til at tælle. Børn vinder en masse i samvær med rolige voksne med overskud til dannelse, og den vigtigste dannelse for de 0-3-årige går fra voksen til barn. Med den voksne ved roret og med barnet som matros.

Vi kommer ikke udenom, og det er nok mit dybeste hjertesuk, at der skal skabes bedre *grundlag, større rammer og højere accept af og anerkendelse for* at passe egne børn. Og grundlaget må skabes på flere niveauer. Først og fremmest inde i moderen selv, men også i faderen – så er familien allerede nået rigtig langt.

Dernæst fra politisk side, så velfærd ikke handler om udliciteret småbørnsomsorg, men derimod omsorg for de helt små i deres første leveår, med ubetinget kærlighed i hjemmet. Det ér og må aldrig ses som et naturligt vilkår, at børn "vokser op" i institutioner. Konsekvenserne heraf, de samfundsøkonomiske og ikke mindst de menneskelige, vil efter min mening blive fatale, og vi har allerede set toppen af isbjerget.

Derfor må vi alle bakke op om at ændre reglerne for tilskudsordningen, og så skal der sikres de nødvendige rammer for at hjemmepasserne kan komme godt tilbage på arbejdsmarkedet igen.

Det er min overbevisning, at de fleste mennesker godt kan anskue den sørgelige institutionsudvikling med både logik og sund fornuft. Når flere og flere mistrives, når forældre er stressede, og de personaler, der skal tage sig af børnene i institutionerne, også er det, så betyder det manglende nærvær. Nærvær er blevet til fjernvær. Det går ud over vores mentale sundhed, og derved opstår der stigende ensomhed og sygdom.

Mange familier mister lige nu børnene, sig selv og hinanden. Fordi familier falder fra hinanden, når der ikke er nogen hjemme. I vores forsøg på at ville det hele og nå det hele, når vi ikke det væsentligste. Nemlig at foretage os noget sammen med vores børn. At snakke sammen som en familie. At forsøge at genskabe det fællesskab, der var i familier engang. Hjælpe børnene til at skabe en holdning, og hjælpe dem med at opbygge et indre kompas. Giv dem kendskab til hvor det hele kommer fra: samfundet, historien, kulturens rødder og traditionerne. Sæt lys på de fælles pejlemærker i livet, så de får så meget rodfæste som muligt.

Politikere opfordres løbende fra forskellige sider til at finde de ressourcer der skal til, for at give børn og unge den nødvendige hjælp. Politisk er der dog langtfra enighed om, hvad hovedproblemet ved børns og unges trivsel er. Man har på den ene side ikke undersøgt det til bunds endnu, og på den anden side opleves det som om, at der fortsat bliver brugt flere ressourcer på at symptom- end at årsagsbehandle.

Man kan spørge sig selv, om børn og unges problemer overhovedet kan løses ad politisk vej alene? Og man kan også ærgre sig over, at politikere gennem årene har siddet fremtidsforskernes bidrag overhørig. Børns opvækst er tilsyneladende ikke længere noget, politikerne stræber efter at forbedre. Vi er samtidig mange flere, der bliver nødt til at erkende, at tiden i virkeligheden er vores vigtigste ressource.

For allerede tilbage i 2002 blev fire forskere bedt om at give deres bud på, hvad de teknologiske landvindinger og digitaliseringens hastighed ville komme til at betyde for bl.a. vores familieliv frem til 2025. De forudså faktisk dengang, at den menneskelige hjerne i stort omfang ville blive stresset grundet mangedoblingen af maskiners og computeres kapacitet. Kompleksiteten ville overhale den menneskelige intelligens, spåede man. Vores døgnåbne online tilgængelighed ville ikke overraskende påvirke vores humør og helbred negativt, og komme til at splitte og sprænge familier. Af den årsag forudså de følgeligt, at familien i kølvandet på dette scenarie ville få et comeback og blive fremtidens guld. Dette fordi vi har behov for den dybe sociale forankring en familie kan repræsentere. Så vidt, så godt.

I dag viser rapporter fra Sundhedsprofilen, at flere og flere oplever mental mistrivsel, ondt i kroppen, ondt i livet. I hele befolkningen i almindelighed og hos yngre kvinder i særdeleshed. Samtidig er den fysiske aktivitet for nedadgående. Eneste positive udvikling er, at forbruget af alkohol og tobak er faldende (man kan så håbe på, at snus og el-cigaretter hører under *tobak*) Og nej, dårligdommene er ikke udelukkende pandemi-relaterede, da tallene er opgjort over den samlede udvikling siden 2010. Pandemien har snarere sat lys på og skubbet yderligere til en i forvejen skræmmende og årelang negativ udvikling, hvor stadigt flere børn og unge søger hjælp til mentale helbredsproblemer og psykisk sygdom. Især hos de i forvejen sårbare familier, som har haft svært ved at holde en normal struktur derhjemme under nedlukningerne. Det har selvsagt udfordret de sårbare børn yderligere, men også teenagere og unge, som blev frataget deres sociale liv.

Antallet af unge der mistrives er angiveligt faretruende høj, og det er et wakeupcall af dimensioner for vores moderne velfærdsstat. Der har været fokus på økonomisk velstand, uddannelse og viden, blandet med alskens reformer indenfor folkeskoler, gymnasier, fremdrift og sundhed, og ikke klimaet at forglemme. Men det nytter alt sammen ingen vegne, når den unge generation som påvist ikke trives i det. Den skyggeside har alt for få været opmærksomme på.

Under pandemien oplevede mange dog gudskelov, både på individuelt men især også på arbejdsmarkedsniveau, at det faktisk godt kunne lade sig gøre at skrue tempoet lidt ned og reducere kravene og kompleksiteten. Ja, det kostede i forhold til produktivitet, men vi havde heller ikke råd til at fortsætte i samme spor som før pandemien.

Vi må efter min inderste overbevisning sætte langt bredere ind på at give gravide, vores nyfødte børn, småbørnene og deres familier en helt anden og mere naturlig og simpel start på livet, end vi gør i dag. Vi skal jo ikke bare indrette samfundet, så vejen til at få hjælp i psykiatrien bliver nemmere, og vi dermed bare fortsætter med at symptombehandle – vi skal i lige så høj grad se i øjnene, at der er behov for fokus på at forebygge, at hjælpen overhovedet bliver nødvendig. Et scenarie, hvor langt de fleste problemer børn og unge støder ind i, igen kan afhjælpes i familiens og vennernes trygge *nærvær*.

Jeg siger som allerede nævnt ikke, at hjemmepassere fremadrettet løser hele miséren. Og det plager mig heller ikke, at jeg for nogle tilhører de slagnes parti. Det er dog alt andet lige en helt afgørende brik i trivselspuslespillet, der ikke er til forhandling. Og det er et ansvar, der ikke alene hviler på den enkelte mor og familie. Det er et ansvar, vi alle er fælles om at løfte, højne og tale op. Vores kommende generationer vil takke os for det. Hvilken start i livet ville de mon *selv* have valgt, hvis de var blevet inddraget? Svaret er faktuelt: Hvis børn op til ca. 2 år selv kunne vælge, så ville de vælge 100 % forældrenærvær frem for vuggestue eller dagpleje.

Vi voksne, mødre som fædre, må træffe beslutninger på hele familiens vegne, ikke kun ud fra politiske vilkår og kulturel konsensus, men i høj grad også ud fra personlige og eksistentielle valg, så ingen føler at de skal "ofre" sig, men så helheden trives. Det frie valg er til hver en tid vigtigere end det ideologiske og nutidsrigtige. De valg som de enkelte forældre tager, hvor de indbyrdes har indgået kompromiserne, har nok også i det lange løb lavere risiko for at blive skilt.

Det er fortsat faktuelt, at 46% af alle ægteskaber ender i en skilsmisse. Vi må sagt på en anden måde stille os selv de fundamentalt vigtige spørgsmål: hvad vil jeg, hvad vil du, og hvad er det så, vi vil med familien? Og sideløbende må politikere, embedsmænd, arbejdsgiverforeninger, fagforeninger, råd og udvalg også ryste poserne og nytænke familielivet. For der er ganske enkelt noget grueligt galt med måden, vi som samfund driver familieliv på.

Folk som de er flest foretrækker *kernefamilier*. Kernefamilier er bedst for børnene på et utal af parametre. Lige så vel som at selvopofrelse er bedre end selvoptagethed. At behovsudsættelse kan være godt. At ansvarstagen er essentielt for at bygge et samfund. At ro, regelmæssighed og renlighed i kærlig forstand er godt. At den stærke familie er det bedste udgangspunkt for at bygge individer og fællesskaber. Man ophører naturligvis ikke med at være fri og kritisk tænkende, når man påtager sig moderrollen. Lige så vel som man heller ikke fornægter sig selv ved selv samme. Det er ikke svært at tolerere de åbenbart mere end 37 andre familieformer der er opstået med tiden – det er sværere at tolerere en normnedbrydning af den traditionelle kernefamilie på grundlag af et mindretal af nye familieformer.

Det er ikke min hensigt at romantisere det at gå hjemme. Jeg lukker ikke øjne og ører for, at der er unge mødre som oplever, at de bliver afskåret fra livet, efter at de har født. Og selvom jeg påstår, at de har medfødte omsorgsgener, påstår jeg ikke, at de bør være altopofrende i den nye rolle. Alene graviditeten og fødslen kan for nogle i sig selv opleves grænseoverskridende og traumatiserende, og dermed forløbe langt fra det, man havde forestillet sig, med komplikationer af både fysisk og eksistentiel karakter. Man står et sted i livet, hvor alt ændrer sig, og for nogle mødre, kan denne forandring opleves overvældende og ensom. Moderskabet kan være idyllisk, men det kan også være så meget andet, og der er ikke én rigtig måde at være mor på. At skulle give afkald på sit gamle liv, må til gengæld betragtes som et vilkår. Det er ikke til forhandling.

Det er på høje tid, at vi trækker meget hårdt og resolut i nødbremsen. Ja, det er kontroversielt! Men vi er nødt til at samle op på den helt store måde nu, for hverken børnene eller forældrene og familierne kan klare længere arbejdstid, mere effektivisering, højere tempo, dårligere normering, individualisering, præstation og psykologisering.

Vi kan ikke klare at accelerere i det tempo vi gør, og i de strukturer, vilkår og systemer vi er landet i. Landets førende børneforskere gennem en menneskealder er ikke i tvivl: Vi er lige nu vidner til det største forældreoprør i vor tid med massive demonstrationer for normeringer i vuggestuer og børnehaver.

Men fortvivlelsen handler efter min overbevisning om noget ganske andet: Vi er langt om længe ved at opdage, at det er helt, helt skævt at overlade vores små børn til fremmede. Fysisk kontakt og fællesskaber starter i familien.

Vi er ikke skabt til individualisering, men til sunde miljøer og fællesskaber. Fællesskaber hvor det er en tilstrækkelig præstation "blot" at være et godt og anstændigt menneske. Fællesskaber hvor vi oplever, at vi har betydning for hinanden, hvor alle får plads til at bidrage med noget værdifuldt, og hvor sårbarheden i hver enkelt af os anerkendes.

Heldigvis blomstrer der fællesskaber op i disse år, hvor man som børnefamilie mødes og laver mad, eller passer hinandens børn - måske endda tager på weekend sammen i sommerhus, så alle får mulighed for et tiltrængt pusterum, inden det bliver mandag morgen igen. Vi må sammen og hver især fokusere på at skabe dage med meningsgivende relationer og aktiviteter, der gør os glade. Vi skal i højere grad vise vores børn hvem vi er, og være den mur, som de kan klatre op af. Som Per Schultz Jørgensen sagde: *uden en mur vil en vedbend krybe hen af jorden.*

Et af de ønskede skift i fremtiden, som er blevet identificeret af Danish Design Center, benævnes *Ophøjet omsorgsarbejde*. Det lyder som følger: "Et af de vigtigste samfundsmæssige skift har været vores syn på og værdsættelse af omsorg. Vi ser ikke længere omsorg som en sur pligt, men som et stort privilegium. Vi er noget i kraft af, hvad vi er for andre. Vi prøver ikke at undslippe, undvige eller udlicitere omsorgen, men ser den som vigtigt bindevæv, der binder samfundets fællesskaber sammen, hvad end det drejer sig om virksomheder, familier, foreninger eller lokalsamfund. Vi kan se, hvor værdifuldt omsorg er. Vi har ikke længere så travlt med at måle prestige, men hvis vi havde, så ville omsorgsarbejde nok ligge øverst på listerne. Børn og unge vokser op med drømmen om at kunne bruge deres tid på noget så meningsfuldt – hvad end det gælder omsorg for andre medmennesker eller for andre levende organismer. Selv lønnen er glimrende."

KL har i 2021 lavet et inspirationskatalog om børn og unges sundhed og trivsel. Her kan man læse, at:

Aalborg Kommune som en række andre kommuner har etableret forældrekurser for førstegangsfødende. Målet med *Hånd om Barnet* er at styrke forældre i at mestre de udfordringer, der ofte følger med at blive forældre for første gang. På kurset anvendes værktøjer, som kan bidrage til at skabe sundhed og trivsel hos barnet, og forældrene får mulighed for at skabe netværk med andre førstegangsforældre.

Silkeborg Kommunes indsats *Trivsel på tværs* har fokus på tidlig opsporing af mistrivsel hos småbørn for at understøtte, at børn der viser tegn på mistrivsel, får hjælpen i tide.

Esbjerg Kommune tilbyder *trivselsgrupper* i sårbare familier, som skaber et rum for børnene, hvor de kan møde andre i samme situation, og hvor de kan få sat ord på og delt tanker, følelser og oplevelser – både de positive og de svære.

Trivsel går igen i alle indsatserne, og det er en begyndelse… Vi er mange der tror og håber på, at det stadig er muligt for de voksne og fra politisk side at stå sammen om at løse problemerne. Om at skabe helt grundlæggende forandringer. Vi kan ikke have vækstliderlighed som den eneste rettesnor, det ér bevist nu. Vi må have mennesket og medmenneskelighed i centrum på rejsen, og skabe nogle robuste miljøer og fællesskaber.

Så lad os stoppe op, HELT OP, og tænke over den måde vi bygger vores samfund på fremadrettet. Vi har ikke mere at give af. Til hvem flyder overskudssamfundets overflod? Det synes i hvert fald ikke at flyde ned til vores børn. I fald at dine børn er det vigtigste for dig, er dine prioriteter således kalibreret derefter?

Rationalisering, digitalisering og effektivisering er ikke vejen at gå. Vi må *skærme os* i ordets faktiske betydning. Vi må foretage os noget sammen med vores børn. Snakke sammen som en familie. Offline. Med hele vores opmærksomhed. Med øjenkontakt.

Der skal godt gammeldags NÆRVÆR til.

Det er tid til at gå hjem.

Kildefortegnelse

Artikler fra dagblade (Weekendavisen, Jyllands-Posten, Fyens Stiftstidende, Kristeligt Dagblad, Berlingske)

Bedre sundhed i generationer, SSI

Danish Design Center, "Den foretrukne fremtid"

Ditte Charles, psykolog

Erik Schmidt, lærer og redaktør (indslag på FB: "Emil og inklusionen")

Familieudenfilter.dk

Fie Hørby, forfatter og familieterapeut

Helle Juhl *Husmødre: historier fra landets største arbejdsplads* (2012)

Hellosofie.dk (blog med temaet "Når livet skifter retning")

HJEM, *Hjemmeforældrenes landsorganisation*, hjemlo.dk

Janni Iben Stevn Hansen *Er der nogen hjemme?* (2013) En antologi om hjemmepasning

Jesper Juul om *Institutionaliseret omsorg*

John Bowlby *At knytte og bryde nære bånd*

Lola Jensen, familievejleder

Per Schultz Jørgensen, professor og tidl. formand for Børnerådet

Podcasten "Sundhedsvisioner" (om mentalt helbred hos de 0-24-årige)

Preben Kok *Skæld ud på Gud*

Sofie Münster, børne- og forældrerådgiver og stifter af Nordic Parenting

Svend Brinkmann, professor i psykologi (podcasten "Mor i 2020")

Tone Brix-Hansen og Mette Møllevang *Er der en mor tilstede?* (2015)

TV2 6. maj. 2021: *"Vi er de hjemmegående"*

Fotos er hentet fra *unsplash*